Bella Draxler

Schneckenspuren

Bella Draxler

Schneckenspuren

Alles chronisch, oder was?

Verlag Lebensreise

Impressum / Imprint
Bibliografische Information der Deutschen Nationalbibliothek: Die Deutsche Nationalbibliothek verzeichnet diese Publikation in der Deutschen Nationalbibliografie; detaillierte bibliografische Daten sind im Internet über http://dnb.d-nb.de abrufbar.

Bibliographic information published by the Deutsche Nationalbibliothek: The Deutsche Nationalbibliothek lists this publication in the Deutsche Nationalbibliografie; detailed bibliographic data are available in the Internet at http://dnb.d-nb.de.

Coverbild / Cover image: www.ingimage.com

Verlag / Publisher:
Verlag Lebensreise
ist ein Imprint der / is a trademark of
OmniScriptum GmbH & Co. KG
Heinrich-Böcking-Str. 6-8, 66121 Saarbrücken, Deutschland / Germany
Email: info@verlag-lebensreise.de

Herstellung: siehe letzte Seite /
Printed at: see last page
ISBN: 978-3-639-67093-6

Schneckenspuren

von

Bella Draxler

für Franziska Müller

(Straudorfer Oma)

Inhaltsverzeichnis

Prolog

Ich mag den Geruch von Lebkuchen zur Weihnachtszeit. Ich mag Sean Penn und Robert De Niro. Ich mag es, Wolken beim Verformen zuzusehen und ihnen Tiernamen zu geben. Ich mag Kakao und Coke Light. Ich mag Magnolien und Gänseblümchen. Ich mag es, barfuß zu gehen im frisch gemähten Gras. Ich mag Regen und Schnee und Sonne. Ich mag Komodovarane und afrikanische Wildhunde. Ich mag den Apfelkuchen meiner Mama. Ich mag Mahjong. Ich mag Schneckenspuren von den Babys meiner Freundinnen auf meiner Haut. Ich mag die Farbe Blau. Ich mag laktosefreies Joghurt mit Äpfeln, Zimt und Cornflakes. Ich mag Bücher, ihren Geruch und wie sie sich anfühlen. Ich mag die Hände von Nicolas Cage. Ich mag die Neunte von Beethoven und das Black Album von Metallica. Ich mag Flip Flops und selbstgestrickte Socken. Ich mag es, wenn Albert Songs von Elvis singt.

Was ich hingegen absolut gar nicht mag, sind verschissene chronische Krankheiten, die zwar nicht lebensgefährlich oder ansteckend sind, aber das Leben verdammt einschränken und auf den Kopf stellen.

Mrs. Vertigo

30.01.2002

Ein lauer Wintertag, an dem der Frühling versucht, sein Dasein in Erinnerung zu rufen. Ich komme von der Arbeit nach Hause. Mir wird ein bisschen schwindlig. Denke mir nichts dabei, lege mich auf die Couch. Nach einer Stunde ist der Schwindel bereits so stark, ich beginne mich zu übergeben. Ich übergebe mich nun im Zehn-Minuten-Takt. Bei jeder auch noch so kleinen Bewegung geht es wieder los. Mittlerweile liege ich im Bett. Denke mir aber immer noch nichts dabei, versuche mich zu entspannen, so gut es geht. Am Abend kann ich kaum noch gehen – der ganze Raum bewegt sich, ich weiß nicht mehr, wo oben und unten ist. Ich rufe den Ärztenotdienst. Der Notarzt kommt nach einer für mich endlos scheinenden Zeit. Meint, ich hätte eine Lebensmittelvergiftung (nur Gott weiß, wie er darauf gekommen ist), er gibt mir eine Spritze gegen die Übelkeit und fährt wieder.

Nach einer durchgekotzten Nacht rufe ich am Morgen bei der Rettung an - mit der Aussage "Wegen ein bisschen Schwindel fahren wir nicht aus.", wird aufgelegt. Ja, so liege ich nun allein in meiner Wohnung, neben mir der Kübel voll Kotze, alles dreht sich – alles bewegt sich – da läutet das Telefon und es ist Frohnie, eine meiner besten Freundinnen (die zu der Zeit gerade auf Weltreise ist, wir haben uns zu dem Zeitpunkt ungefähr drei Jahre nicht gesehen). Ich erkläre ihr dann meine Situation und meine, wenn es sie nicht stört, dass ich spätestens alle drei Minuten kotze, können wir gerne weiter telefonieren, was wir dann auch tun. Mit den Worten: „Kannst du bitte noch solange am Leben bleiben, bis ich wieder zu Hause bin?“, verabschiedet sie sich dann von mir.

Ha! Endlich 08.00 Uhr, mein Hausarzt öffnet seine Pforten. Er meint: „Das hört sich nicht gut an“ und „Ich schicke Ihnen einen Krankenwagen.“ Komischerweise, erst als die Sanitäter da sind und versuchen mich abzutransportieren, ich nur schreie, sie sollen mich ja nicht bewegen, da bekomme ich Angst. Ich bettle sie an, mich bitte nicht mehr zu bewegen und kralle mich an dem Bein des Sanitäters fest, aber es hilft alles nichts. Den Sanitätern bleibt nichts anders übrig, als mich einfach zu packen und so schnell wie möglich abzutransportieren.

Komisch, warum hält der Krankenwagen nicht mal an? Ich meine, mir geht es zwar nicht besonders gut, aber die werden doch wohl nicht mit Blaulicht fahren! Peinlich! Ich liege hier herum und kotze alles voll. Mann, ist mir schlecht! Ich habe kalte Zehen!!! Mein peinlicher Pyjama. Warum haben mich die Sanitäter nicht in meinem Bett liegen lassen, ich wollte doch einfach nur schlafen. Bei jeder - auch noch so kleinen - Bewegung kommt dieser Drehschwindel und ich weiß überhaupt nicht mehr, wo im Raum ich mich befinde.

Ich will schlafen. Und jemand muss meiner Mama Bescheid sagen. Heute Abend gehen wir doch gemeinsam ins Theater. Na, bis am Abend bin ich sicher wieder fit. Der Arzt spricht mich an, aber ich klammere mich nur an den Bettstäben fest und versuche, ganz ruhig zu liegen. Einfach nur ruhig atmen und still halten. Er meint, er müsse mich untersuchen, dazu müsse ich kurz die Stäbe loslassen und mich auf den Rücken legen. Ich sage: „Nein“! Er dreht mich trotzdem zur Seite und ich übergebe mich erneut. Nach zehn Minuten Quälerei gönnt er uns beiden eine Pause und ich bekomme Infusionen. Alle schauen ziemlich besorgt drein und langsam realisiere ich, dass ich auf der Intensivstation gelandet bin. Doch bevor ich deswegen in Panik geraten kann, schlafe ich vor Erschöpfung ein.

Nach einiger Zeit weckt mich der Arzt und meint, ich gefalle ihm schon viel besser. Und kurzzeitig fühle ich mich auch tatsächlich gut. Er hält meine Hand und erklärt mir, welchen Verdacht sie hätten und welche Untersuchungen notwendig seien. Alles dreht sich und ich versuche, einen klaren Kopf zu bekommen, was angesichts meines „reduzierten Allgemeinzustandes“ (wie es später im Befund stehen wird) unmöglich ist. An diesem Abend gehen alle ins Theater, nur ich nicht!

Pinguine

Auf der Intensivstation ist es eigentlich nicht sehr angenehm und man wird ständig vom Piepsen der Maschinen wachgehalten oder geweckt, besonders, wenn es zu einem laaaaangen, monotonen Piepton kommt. Dann wird es aber ohnehin etwas hektisch und alle stürmen herein.

Gott sei Dank kommt dann aber eine Pinguindame - oder auch Ordensschwester genannt - welche mich zum CT bringt. Aber das verschlafe ich dann vor Erschöpfung. Sie versucht zwar andauernd, mich zu wecken, warum weiß ich jetzt auch nicht mehr, aber egal.

Als ich erwache, steht er da: ein zuckersüßer Krankenpfleger und er meint, er holt mich jetzt ab. Mensch, bin ich froh, der Pinguindame entfliehen zu können, die ist so streng und schaut immer so komisch. Da ist er ganz anders. Und ihm kann ich auch sagen, (mit einem Augenaufschlag wie der gestiefelte Kater in Shrek), dass ich eigentlich ganz furchtbar dringend aufs Klo müsse. Ich will aber keinesfalls auf die Schüssel und er wird das doch ganz sicher arrangieren können? Zwinker Zwinker! Er könnte doch Schmiere vor dem Klo stehen. Mit einem breiten Grinsen auf dem Gesicht meint er dann, da ich ja nicht einmal stehen könne, ginge das leider nicht, aber er könnte doch den Vorhang zuziehen und mich einfach gaaaaaanz lange mit der Schüssel allein lassen. Das fand ich ein akzeptables Angebot und so kommt halt die Schüssel, aber Freunde werden wir keine. Und wer hat denn diese Dinger überhaupt konstruiert? Mein armes Steißbein und überhaupt, ich habe das Gefühl, dass sich das Fleisch auf meinem ach so zarten Po ganz in diese grausame Schüssel vergräbt. Nein, wir wurden wirklich keine Freunde und wir werden es auch niemals werden.

Dann schaut mal wieder der Doc vorbei und meint, ich sehe schon etwas besser aus, die Medikamente scheinen zu wirken und morgen komme dann der Neurologe vorbei. MORGEN?????? In welchem abgefuckten Krankenhaus bin ich denn da gelandet? Naja, zumindest muss ich nicht mehr andauernd kotzen, aber ich liege immer noch auf der Seite, an die Stange des Krankenhausbettes geklammert, weil der Schwindel so stark ist. Mama und mein Bruder sind kurz da gewesen und dann ins

Theater gegangen, wirklich happy haben sie auch nicht ausgesehen. Keine Ahnung, was da los ist, aber hey, ich glaube, ich muss jetzt wieder schlafen…

Der nächste Tag ist etwas besser, die Übelkeit ist besser, ich hab etwas geschlafen, bin aber trotzdem noch total erschöpft. Ha, da schneit Andrea rein. Sie hat es doch tatsächlich geschafft, das Besuchsverbot meiner Eltern zu umgehen. Sie schaut weniger mitleidig, hat Blumen dabei. Mensch, freu ich mich! Die einzige Unterhaltung auf der Überwachungsstation ist ja, dem Uhrzeiger zuzusehen. Was zugegebenermaßen ein wenig eintönig ist, aber sehr meditativ, denn man schläft dann andauernd wieder ein. Es könnte aber auch an den Medikamenten liegen. Und wenn man aufwacht, ist wieder ein bisschen Zeit vergangen.

Ich frage Andrea, wie ich aussehe und sie: „Naja, im Schnitt sehen die anderen wesentlich schlechter aus als du.“ Das wiederum beruhigt mich sehr. Andrea würde mich nicht belügen und ist sehr ehrlich und direkt. Sie darf aber nicht so lange bleiben und gerade, als sie gehen will, begegnen ihr meine Eltern. Dem eingezogenem Kopf und dem breiten Grinsen Andreas können meine Eltern aber nichts entgegnen und lösen sie mit dem Besuch ab. Da meinem Vater andauernd schlecht wird, verbringt er die meiste Zeit auf dem Gang und meine Mutter erzählt vom Theater. Und ich versuche sie und sie versucht mich und wir uns alle gegenseitig abzulenken, irgendwie zu beruhigen. Aber mittlerweile wissen wir ja immerhin, dass ich keinen Gehirntumor und keinen Schlaganfall erlitten habe.

Dann kommt endlich die Neurologin. Heureka! Sie lässt mich aufstehen und vor sich rumgehen, irgendwelche Tests machen, meint dann, es sei eine ziemlich stark ausgeprägte Neuritis Vestibularis (eine akute Funktionsstörung des Gleichgewichtorgans) und beruhigt uns somit alle. Zur Absicherung der Diagnose und damit ja nichts übersehen wird, schickt sie mich dann am ***nächsten*** Tag noch zum MRT in ihr Krankenhaus, was wir dann auch machen.

Da ich ja sozusagen jetzt kein kritischer Fall mehr bin, darf ich die Intensivstation verlassen und komme endlich in ein normales Zimmer. „Schön“, denke ich, „endlich mal schlafen“. Denke ich. Ich lande in einem Sieben-Bett-Zimmer mit Damen, die sagen wir mal so, ihre besten Jahre schon längere Zeit hinter sich haben. Und immer,

wenn ein junger Arzt reinkommt, reißen sie ganz hektisch ihr Nachthemd hoch um ihm ihre neuesten Problemzonen vorzuführen. Ich fürchte mich ehrlich gesagt. Und wünsche mich ganz dringend wieder zurück auf die Intensivstation. Der junge Arzt sieht mich an, als ob es ihm genauso geht und wir werden stille Leidensgenossen. Für mein Bett ist eigentlich kein Platz mehr, so wird es platzsparend mitten in den Gang hineingeschoben und dann abgestellt. Diese Nacht ist noch schlimmer als die auf der Intensivstation, weil eine Dame immer befürchtet, dass ihre Bettnachbarin versterben könnte und sie deshalb immer ihre Atmung überprüfen muss, was sie auch lautstark tut, die g-a-n-z-e Nacht lang. Die anderen fünf veranstalten hingegen einen „Lautschnarchwettbewerb". Natürlich erst, nachdem sie sich alle ihres künstlichen Gebisses entledigt haben. Zeitweise denke ich mir: „Echt, ich bin im falschen Film."
Am nächsten Tag geht es dann ins Krankenhaus mit MRT. Dort angelangt klappe ich erst einmal zusammen, weil der Transport und alles einfach viel zu viel für mich ist. Dann bekomme ich eine Kurznarkose, um die MRT Untersuchung möglichst gut durchzuhalten, beziehungsweise nichts davon mitzubekommen. Seitdem bin ich ein Fan von Kurznarkosen – sehr zu empfehlen! Sehr flashig. Kaum bist du weg, bist du schon wieder da. Ein bisschen wie Beamen, nur ohne Scotty und ohne Enterprise.
Das MRT ist ohne Befund, so werde ich einfach auf die dortige HNO Station transferiert. Bekomme Infusionen und warte, bis sich der Schwindel beruhigt. Noch immer denke ich, dass es eine Sache von zwei bis drei Wochen sein wird, dann ist alles vorbei und alles wieder gut. Die Ärzte dort sind mehr als unmotiviert, ich bekomme Infusionen, es wird sich nicht zu meinem Zustand geäußert und auch keine Prognose abgegeben. Ein persönliches Gespräch gibt es auch nicht. Auch werde ich über das, was ich habe, nicht aufgeklärt. Ich habe halt Schwindel. Ich schiebe mittlerweile ziemlich die Krise und starte nächtliche Notrufe zu Freunden, die in ganz Österreich verstreut sind. Mein linkes Telefonohr glüht, die Telefongesellschaft grinst und reibt sich freudig die Hände. Die Freunde und Verwandten an meinem Bett wechseln sich ab, spenden Trost und Rat, lenken ab und sind da.

Ich habe Gott sei Dank eine ziemlich nette Zimmernachbarin, wir sehen immer gemeinsam fern, diskutieren über die hübschen Ärzte und nachts, wenn die Schwestern grad nicht aufpassen, plündern wir den Nutellavorrat, der fürs Frühstück vorgesehen war. Das tut echt gut und die Nervennahrung können wir gut gebrauchen. Sie hat sich die Ohren anlegen lassen und hat nach der O.P leider ziemlich starke Schmerzen, so muss ich das Nutella dann allein entwenden.

Nach einer Woche werde ich entlassen. Ich frage den Arzt, was ich tun kann, soll, muss, um meinen Zustand zu verbessern. Er sagt: „Am besten, Sie denken einfach nicht daran, dann wird der Schwindel schon vergehen.“ Super Antwort! Und vor allem sehr hilfreich. Ich, total traumatisiert von den letzten zehn Tagen, weiß kaum, wie mir geschieht, total verängstigt, wackelig auf den Beinen und er sagt mir, ich solle nicht daran denken. Gut, ich verlasse das Krankenhaus und fahre nach Hause. Doch es ist nicht mehr wie zuvor, der Boden gibt einfach nicht mehr den gleichen Halt unter den Beinen.

Warten, verzweifeln und hoffen

Zu Beginn einer Krankheit, die so plötzlich kommt, dass du gar nicht mehr weißt, wie dir geschieht, du keine Ahnung hast, wo oben und unten ist, die dein ganzes Dasein durcheinander wirft und dir keine Chance lässt, mit deinem Leben auch nur annähernd so weiterzumachen wie bisher, kommt man oft auf seltsame Ideen. Meine Ideen enden in diversen Selbstversuchen. Mehr oder weniger erfolgreich!

Selbstversuch I:

Ich bleibe solange im Bett liegen, bis ich sterbe!

Wird dann davon unterbrochen, dass ich Hunger bekomme und dringend zur Toilette muss.

Selbstversuch II:

Ich melde mich einfach bei niemandem mehr – ich rufe niemanden an und gehe nicht ans Telefon. Das scheitert wiederum daran, dass meine damalige Flamme anruft um zu fragen, wie es mir geht.

Selbstversuch III:

Scheitert daran, dass die beiden Vorherigen gescheitert sind und ich mich daraufhin dazu entschlossen habe, keine Selbstversuche mehr zu starten.

Am Anfang, wenn der Körper und die Seele nicht mehr gewohnt reagieren, sucht man überall Rat. Bei seiner Familie, seinen Freunden, Ärzten, bei Onkel Google. Ich rufe oft schon um acht Uhr morgens heulend meine Freundinnen in der Arbeit an. Die sind natürlich ein wenig überfordert mit mir, klar – wäre ich wahrscheinlich auch. Also, wobei jetzt nicht mehr, mittlerweile bin ich ziemlich cool, was solche Dinge betrifft, weil ich das alles kenne, selbst erlebt, selbst durchgemacht habe.

Bevor es bei mir so richtig losging mit dem Chaos in meinem Körper, finde ich in meinen Tagebüchern gehäuft Einträge über Selbstzweifel. Mein letzter Job endete damit, dass meine Chefin verhaftet wurde (was grundsätzlich ja nichts mit mir zu tun hatte), aber glücklich war ich in dem Job ohnehin nicht, ich hatte ihn eigentlich nur des Geldes wegen gemacht. Meine letzte Beziehung spukte mir noch im Hirn, Herz und sonstigen Organen herum und überhaupt lief nichts so wirklich rund. Die Migräne hatte in meinem Kopf seinen Dauerwohnsitz angemeldet und ich war andauernd nur müde, obwohl ich ausreichend geschlafen hatte. Ich zog mich immer mehr zurück und kam in eine Schleife des Nachdenkens, welche aber als negative Endlosspirale endete.

Ich begann mit einer Psychotherapie. Dachte mir, es könnte ja nicht schaden, ein wenig über mich und meine derzeitige Situation zu reden. Dann kamen dort Sätze wie „sich fallen lassen können", oder „sich geborgen fühlen", die mich wachrüttelten – durcheinanderbrachten. Es ging los – „bitte alles einsteigen" Gefühlshochschaubahn – rauf – runter. Ich fühlte mich, als ob der Kopf vom Körper abgetrennt wäre, er führte jetzt sein eigenes Dasein. Natürlich mit großer Vorliebe nachts. Während der Körper todmüde war und schlafen wollte, dachte der Kopf so vor sich hin und am Tag ging es munter weiter. Meine wichtigste Bezugsperson zu dieser Zeit war Irene, die auch mit mir zusammenarbeitete. Ich glaube, sie fing mich damals recht oft auf und das ohne großes Aufsehen, es war einfach so. Wir waren damals richtig dicke Freundinnen, zogen nachts um die Häuser, philosophierten um die Wette und dachten stundenlang darüber nach, warum unsere Beziehungen mit unseren Partnern (oder Ex-Partnern) eigentlich nicht so liefen, wie wir es uns vorstellten. Wir wollten doch nur Liebe – doch was wir bekamen, war alles andere.

Ich kann mich noch erinnern, einmal war ich am Weg zur Theaterprobe und auf dem Weg dorthin musste ich mich hinsetzten, einfach so, ich hatte überhaupt keine Kraft mehr. Nach einer Weile ging es dann wieder und ich schaffte es zum Theater, aber nur um mich dann dort in eine Ecke zu legen und einfach zwei Stunden liegen zu bleiben. Meine Energie war gleich null zu dieser Zeit. Dabei war ich doch eigentlich ganz anders. Ich jobbte als Fahrradbote, spielte in Bands, nahm Gesangsunterricht, zog nachts um die Häuser, half da und dort einem Freund, organisierte mal schnell etwas für eine gute Bekannte, ach ja arbeiten ging ich ja auch noch und und und und und und und und und............

Panikattacken sind eigentlich genial! Du weißt nicht, woher sie kommen. Du weißt nicht, wann sie dich anfallen. Du weißt nicht, wie lange sie andauern. Und meist nicht einmal, was sie auslösen – vorerst zumindest. Ich persönlich hatte es sehr, sehr lustig mit meinen Panikattacken. Ich taufte sie Herbert. Es gab Menschen, die bei mir Panik auslösten. Einfach in der Art, wie sie mit mir umgingen. Sie redeten auf mich ein, gaben mir in ihrer Gegenwart keinen Raum, nahmen mich nicht wahr. Das schaukelte sich auf, ich hörte die Worte nicht mehr und irgendwann machte mein System ERROR und dann war es wieder soweit. Ich verlor mal wieder den Boden unter den Füßen, das Atmen fiel schwer. Ich musste weg, weg von diesem Menschen. Blöd, nämlich wirklich blöd ist, wenn du im ausverkauften Raimundtheater auf der Bühne stehst, das erste Duett singen solltest, und kurz bevor der Vorhang hochgeht, eine Panikattacke kriegst. Na super, du stehst auf der Bühne, dir laufen die Tränen runter, aber du singst und tanzt – sprichst deinen Text und glaubst, du stirbst, aber es geht weiter, es geht immer weiter, irgendwie geht alles immer, aber eben nur irgendwie. Sollte mich das beruhigen?

Ebenfalls sehr doof sind Panikattacken in einem Tunnel. Wobei ich ja nur das Problem mit rund gebauten Gegenverkehrstunneln hatte. Nur doof, dass ich es nicht wusste, bis ich mittendrin war. Na gut, was tun? Der Tunnel dreht sich – oh mein Gott, wo ist unten und wo oben? – HILFE! Ich fahre in die nächstbeste Pannen-Nische und versuche mich zu beruhigen. Ich rufe Georg an, den ich ja besuchen möchte. Du Georg, ich habe da ein Problem – ich stehe da grad im Tunnel und habe eine Panikattacke, kann also nicht weiterfahren......HOL MICH AB, SOOOOOFORT! Und was sagt er: „Ich wart in meiner Wohnung auf dich, fahr einfach weiter.“........Super, in dem Moment wollte ich Georg am liebsten töten, so ein Vollidiot – ich bin arm, ich bin hilflos – ich bin einfach nur doof..........so lasse ich Georg am Leben und fahr mit Tempo 30 weiter. Die Autofahrer hinter mir sind ziemlich genervt, aber ES TUT MIR LEID, ES GEHT IMMERHIN UM LEBEN UND TOD! Also, auch das habe ich überlebt.

Mit den öffentlichen Verkehrsmitteln zu fahren ist auch so eine Sache. Ebenfalls nicht so wahnsinnig toll, wenn man von Panikattacken geplagt ist. So fahre ich halt eine Zeit lang mit dem Auto. Auch in der Stadt. Bis Andrea meint, so geht das nicht weiter. Sie schenkt mir ein Buch mit dem Titel „angstfrei leben“ und wir beginnen paradoxe Intervention á la Frankl zu praktizierten, U-Bahn fahren in der Rush Hour. Super, ja was soll ich machen, ich bin zu schwach um Widerstand zu leisten und weil ich ja auch an meiner Heilung interessiert bin, mache ich mit. So sitzen wir in der vollgestopften U-Bahn, alles ist gut, wir scherzen, mir geht es gut, bis sie zwischen zwei Stationen stehen bleibt. Wegen „Erkrankung eines Fahrgastes“. Das kommt zumindest durch den Lautsprecher. Ich meine, im Begriff leicht panisch zu werden: „Wenn er nicht gleich weiterfährt, erkrankt hier gleich die Nächste.“ Die Fahrgäste in unserer direkten Umgebung beginnen zu schmunzeln, Andrea gibt mir einen Apfel und ich beginne etwas unrelaxed darauf herumzukauen. Es kommt mir vor wie Stunden, es sind natürlich lediglich einige wenige Minuten. Als wir in der nächsten Station ankommen, hüpfe ich natürlich mit Apfel und Andrea als Erste raus und bedanke mich beim Universum für meine wiedergewonnene Freiheit.
Wieder mit Andrea unterwegs. Diesmal in Innsbruck, nachdem ich sie überredet habe, im größten Schneesturm 500 km mit dem Auto anstatt mit dem Zug zu fahren, weil ich es einfach nicht aushalte, solange irgendwo drinnen zu sein und nicht dann raus zu können, wann ich will. Also wir beide in Innsbruck, Andrea hat ihre Vorträge und Seminare, ich erkunde Innsbruck, eigentlich mehr oder weniger nur die Umgebung des Hotels, im Umkreis von maximal 500 m, weil alles andere meine Angst und Panik schlicht nicht zulassen. Der Ortswechsel tut mir jedenfalls sehr gut. Dann kommt Andrea mal wieder auf die Idee, so ein paradoxes Interventionsding zu machen und zerrt mich auf die Berg Isel Schanze. Das ist echt am Limit. Und oben angekommen setzt sie sich seelenruhig ins Cafe, dessen Wände nur aus Glasscheiben bestehen, und meint, ob ich denn nichts trinken möchte? Mir steht der Sinn echt nicht nach Trinken. Ich hantle mich an der Mauer entlang und bin wieder mal recht unentspannt, während Andrea recht entspannt wirkend ihren Cappuccino trinkt.

Während dieser schlimmen Angst- und Panikzeit wohne ich die meiste Zeit bei meinen Eltern. Meine Wohnung in Wien betrete ich fast nur zum Blumen gießen und Post holen. Meistens weine ich dann, weil mir meine vier Wände, mein Heim so fehlen. Aber ich sage mir, kommt schon wieder, jetzt geht es halt einfach noch nicht und fahre wieder. Doch selbst am Land bin ich nur bedingt unterwegs. Ich versuche, spazieren zu gehen, da ist mir Sandy, mein damaliger Hund, eine große Hilfe. Sie ist stets an meiner Seite und mit ihr fühle ich mich etwas sicherer. Sie spürt meistens schon vor mir, wenn ich mich nicht wohl fühle und dann dreht sie einfach um und marschiert in Richtung nach Hause. Wenn der Schwindel besonders stark ist, liege ich nur im Bett und warte, dass es besser wird. Sandy an meiner Seite, ich ein Buch in der Hand oder an die Decke schauend, einen Punkt fixierend, der mich meinen Schwindel im Lot halten lässt.

Ich denke, wenn mir die Ärzte sagen würden: das Gleichgewichtsorgan braucht einfach Zeit, um diese Schädigung wieder zu reparieren, dann hätte ich nicht so viel Angst. Dann wüsste ich, wo das alles herkommt. Doch der Schwindel vom Gleichgewichtsorgan und dann noch der von Panik und Angst sind einfach zu viel. Ich kann nachts nicht mehr schlafen, lasse das Licht an. Meine Mama sieht dann immer ins Zimmer rein, ob auch alles in Ordnung ist. Morgens fühle ich mich wie ein ausgewrungenes Handtuch, von all der Panik und den ganzen Zuständen, die mich nachts quälen und so geht das monatelang. Ich bin vor Erschöpfung schon ganz grau im Gesicht und liege einfach nur im Bett. Ich sehe nicht fern und höre auch keine Musik mehr. Das einzige, was geht, ist Lesen, aber auch nur Bücher, welche mich nicht zu sehr fordern. Manchmal mache ich auch nachts Spaziergänge, weil im Bett alles schwankt, beim Spazierengehen auch, ja sowieso überall.

Gott sei Dank haben wir einen großen Garten mit vielen Bäumen und viel Wiese. Ich sitze auch viel auf der Terrasse und sehe einfach nur den Vögeln zu. Oder starre ins Leere. Wobei, lange sitzen kann ich ohnehin nicht, weil der Schwindel so stark ist, dass ich mich nach kurzer Zeit wieder hinlegen muss. Fernsehen ist die Hölle, weil die Bilder einfach zu schnell für mein Gehirn sind und mir nur noch mehr schwindelig wird. Das Weggehen mit Freunden ist demnach auch gelaufen. Anfangs kommen sie noch zu mir, wir machen Spieleabende. Wobei ich immer als Erste schlafen gehe. Das Sein erschöpft mich zu sehr. Sie versuchen auch, mich mitzureißen, mich zu überreden auszugehen, aber nach einigen gescheiterten Versuchen bleibe ich lieber für mich. Ich nehme es ihnen auch nicht übel, dass sie weiterhin ihre Ausgehrunden haben, wie könnte ich auch. Ich sehe ein, dass es für mich so keinen Spaß macht und es mich mehr anstrengen würde, als es mir helfen würde.

Unter Druck ging gar nichts mehr. Wenn ich zu einem Termin muss oder im Hinterkopf den Gedanken habe, da musst du funktionieren, wird es zur Hölle für mich. Schon Stunden zuvor geht es mir sehr schlecht. Ich will nicht funktionieren müssen, ich will einfach nur meine Ruhe haben. Ruhe haben. Ruhe haben.

Ich kaufe mir tonnenweise Ratgeber und esoter(rorist)ische Lektüren, und so manches Buch fliegt nach wenigen Seiten in die Ecke zu meinen noch „to read" Bücherstapel. Manche liegen da auch heute noch und schreien: lies mich, lies mich – ich hab schon eine dicke Staubschicht auf mir – aber so ist es nun mal, jedes Buch zu seiner Zeit – für manche kommt die Zeit nie.

Ich beginne Mandalas zu malen und Puzzles zu bauen, sehr große Puzzles, das hat für mich etwas sehr Meditatives und ich habe das Gefühl, mich irgendwie mit jedem Teil selbst wieder zusammenzusetzen. Parallel setze ich auch die Psychotherapie fort und versuche zum Beispiel den Verlust meiner Oma aufzuarbeiten. Die war nämlich ziemlich genial. Sie hatte die besten Salzstangerl gebacken und im Sommer hatten wir immer Mais vom Acker gestohlen. Und wenn sie etwas Leckeres gekocht oder gebacken hatte, dann rief sie an und ich fuhr mit dem Rad einfach hin, das waren fünf Kilometer und die Welt war wieder in Ordnung. Sie hatte nie richtig schreiben gelernt und schrieb immer so, wie sie sprach, was sie irgendwie noch liebenswerter machte. Sie erzählte viel von ihrer Kindheit, vom Krieg. Wir spielten Karten und gingen spazieren und beim kleinen Greißler bekam ich immer Naschereien, „aber sag's dem Opa nicht". Bei ihr war alles unkompliziert und leicht. Woran das lag, weiß ich nicht, allein ihr Geruch ließ mich entspannen.

Tagebucheintrag vom 10.03.2002
Nachdem ich am Wochenende dachte, meines Lebens nicht mehr froh zu werden, weil mich andauernd Schwindelanfälle heimgesucht hatten und XXX als potentieller fixer Freund nicht in Frage kommt, muss nun irgendetwas passieren.

Es folgen kiloweise gute Ratschläge von Tanten und Onkeln, Freunden und Bekannten der Familie, Menschen, die mich eigentlich gar nicht kennen, ABER die wissen genau, wie man denn am besten mit so einer Situation umgeht. Hier die Top Fünf:

5. Versuch dich halt abzulenken!
4. Geh' hinaus in die Natur und genieße das schöne Wetter!
3. Hast du es schon mal mit Entspannen versucht?
   Meditieren soll da helfen.
2. Es könnte dir noch viel schlechter gehen.
1. Du musst jetzt einfach positiv denken!

Ich glaub', ich werde zum Amokläufer! Kann bitte irgendjemand diese Menschen aus meiner unmittelbaren Umgebung entfernen und zwar für den Rest meines Lebens? Danke!
Der Schwindel wird natürlich nicht besser, also gehe ich zu meinem langjährigen HNO Arzt. Er meint, wenn die Medikamente, die ich schon nehme, nichts helfen, dann wäre die Ursache woanders zu suchen. Jetzt kenne ich mich natürlich gar nicht mehr aus. Eines Nachts geht es mir so schlecht, dass ich gar nicht mehr schlafe, mein Magen dreht sich nur mehr um und die Gedanken kreisen. Der Schwindel ist extrem stark und lässt mich nicht zur Ruhe kommen. Meine Mama packt mich einfach und fährt mit mir in die Notaufnahme. Die wollen mich nicht dran nehmen, weil ich ja kein Notfall sei. So geht das eine Weile hin und her, bis sie dann meinen Blutdruck messen und meinen – alles soweit O.K. Ich meine dann mit leicht aggressivem Unterton in der Stimme, dass ich auf eine neurologische Begutachtung bestehe. Nach

langer Wartezeit werden wir dann zur Frau Doktor gerufen. Die kann sich meinen Zustand natürlich gar nicht erklären und meint, vielleicht täte mir ein Ortswechsel gut. Meine Mama und ich sitzen zu dem Zeitpunkt nur mehr fix und fertig weinend vor ihr, weil wir einfach nicht mehr weiter wissen. Sie bleibt dabei, (wahrscheinlich, weil ihr auch nichts anderes einfiel), diesmal aber mit etwas mitleidigerem Blick, Ortswechsel wird ihnen gut tun. Wie sich ein Ortswechsel auf meinen Schwindel auswirken soll, kann ich zwar nicht nachvollziehen, aber bitte. Ich bin dann zwar für eine Woche in Frankreich gefahren, doch das lange Autofahren ist so anstrengend und der Schwindel wird davon nicht schwächer, sondern stärker. Das zum Thema Ortswechsel!

Tagebucheintrag 1.04.2002
Wir erleiden Rückschläge und lernen das Leben wie Babys. Aufstehen – hinfallen. Und strecken weinend unsere Hand aus – nach jemandem, der den Mut hat, sie festzuhalten.

Zurück in Wien fühle ich mich einfach nur allein und im Stich gelassen. Wo bitte soll man denn hingehen, wenn man Beschwerden hat? Durch Bekannte erfahre ich von einem Chirotherapeuten, der auch mit Akupunktur arbeitet und schon vielen Menschen mit Schwindel geholfen hat. Nix wie hin.

Tagebucheintrag 04.04.2002
Warum gehen – wenn ich fliegen kann?

Bella Holmes rekonstruiert, meine erste Migräneattacke ist fünf Monate nach einem scheinbar harmlosen Auffahrunfall aufgetreten. Damals auf dem Weg zur Arbeit, stand ich mit dem Audi 90 von meinen Eltern bei einer roten Ampel, als plötzlich von hinten ein Auto auf meines auffuhr. Der Aufprall war so heftig, die beiden vorderen Autos waren ebenfalls beschädigt. Doch das habe ich in meiner Panik nicht wirklich

mitbekommen. Unmittelbar nach dem Unfall hatte ich keine Beschwerden, die setzten erst fünf Monate später ein. Mal sehen, ob das ein neuer Ansatzpunkt ist.
Klaus, ein guter Freund, meint (damals), andere imaginieren nur in einen tiefen Brunnen zu fallen, voller Angst und Abgründe, du erlebst es real. Andere imaginieren einen Schatz zu finden, ...! Daraufhin meine ich, dass ich in meinem Brunnen so fucking allein bin und mal eine Party mit Herrn Angst, Frau Panik und Frau Schwindel feiern werde, zumindest, bis mir etwas Besseres einfällt.

Tagebucheintrag 11.05.2002
In den letzten Wochen habe ich zunehmend die Tiefen des Lebens mitbekommen. Von ganz tief unten betrachtet. Da unten gefällt es mir nicht!

Frohnie ist wieder da! Wir treffen uns, es fühlt sich an, als ob sie nie weg gewesen wäre, dabei waren es doch vier Jahre. Wir sind erwachsener geworden, ruhiger und reifer. Aber wir machen einfach dort weiter, wo wir vor vier Jahren aufgehört haben und diese Nacht gehört uns, wir reden und versuchen zu verstehen, was der andere erlebt hat. Wo der andere gerade steht in seinem Leben. Es gelingt uns sehr gut. Anstatt Bier trinken wir nun Tee, aber sonst hat sich nicht viel verändert.

Tagebucheintrag vom 08.06.2002
Habe ein ozonlochgroßes Defizit von körperlicher Nähe!

Bin jetzt in der Coelho-Phase angelangt. Ich glaube, jeder Mensch, der einmal einen Bruch in seinem Leben erlebt hat, kommt da mal hin. Ich verschlinge seine Bücher eines nach dem anderen und frage mich, was ich um Gottes Willen lesen werde, wenn ich alle seine Bücher durch habe. Aber trotz eifrigen Lesens der Coelho-Bücher geht es mir natürlich auch nicht besser. (Ich hatte aber auch noch viele andere Phasen: die Fantasy-Phase, die Hermann-Hesse-Phase, die Thomas-Bernhard-Phase und die Murakami-Phase). Und mein neuer Arzt, den ich des Öfteren in Panik geschwängerten Momenten anrufe, weil ich einfach nicht mehr weiß, was ich machen soll, meint, da ich schon mehr grau als rosa im Gesicht bin, wäre es nicht schlecht mal für drei Wochen auf Kur zu fahren. ICH? Auf Kur? Warum eigentlich nicht?

Zauberberg die Erste

Jetzt, wo ich Thomas Manns Zauberberg gelesen habe, erinnert mich die Kur ein wenig an das Buch. Und während der Lektüre muss ich des Öfteren an die ewig gleichen Tage zurückdenken, die irgendwann dann doch eine gewisse Eigendynamik bekamen.

Meine Eltern und Irene begleiten mich zur Kur. Mit dem Auto geht es los. Soweit ich mich erinnern kann, habe ich den ganzen Weg einen riesigen Kloß im Hals. Gesprochen wird wenig. Dort angekommen, wird mir mein Zimmer gezeigt, ohne Fernseher, wie soll ich denn das bitteschön überleben? Dafür aber mit einem Balkon. Hinter dem Haus fließt sehr idyllisch ein kleiner Bach und dann beginnen auch schon die Berge. Als sich meine Begleiter verabschieden, ist es dann schließlich so weit, ich heule los wie ein Baby und sie gehen. Ich liege in meinem Zimmer, ohne jegliche Ablenkung (TV) und heule. Ich will zu meiner Mama und weg von hier. Für die schöne Natur und das super Hotel habe ich gar keine Augen. Alles, was ich fühle, ist Einsamkeit, Angst und noch mal Angst.

Mit roten und verschwollenen Augen gehe ich dann am Abend zum Essen. Auf meinem Teller befinden sich drei Stück gekochte Kartoffeln, das geht dann noch die nächsten drei Wochen so. Morgens Kartoffeln, mittags Kartoffeln und abends – na – jawohl Kartoffeln. Dazu immer Bittersalz und Basenpulver um den Darm zu entgiften. Mir ist im Prinzip eh schon alles egal, also esse ich halt brav meine Kartoffeln und nehme eigentlich noch gar nicht richtig wahr, dass der Altersdurchschnitt durch meine Anwesenheit um mindestens 40 Jahre gesenkt wird. Um es ganz klar zu sagen, dort sind echt nur alte Damen so knapp über 70 oder älter. Jetzt ist auch der letzte Funken Hoffnung dahin, dort irgendwelche Abwechslung zu finden und ich ergebe mich meinem Schicksal.

Am nächsten Morgen jedoch sitzen an meinem Tisch zwei flotte Damen, mit welchen ich gut ins Gespräch komme und mit jeder Mahlzeit steigt unser Galgenhumor in Bezug auf das Essen. Mit einer der Beiden gehe ich dann oft Pilze suchen, was damit endet, dass mein ganzes Zimmer mit Steinpilzen gepflastert ist, welche ich zum

Trocknen aufgelegt habe. Ja, die Not macht erfinderisch. Auch der Koch freut sich über meine Sammlerwut, denn auch er bekommt manchmal welche ab.
Freunde kommen mich besuchen, auch meine Eltern mit meinem Wuff. Und während sie Schnitzel essen sind, gehe ich einfach mit Sandy spazieren, um nicht in Versuchung zu geraten. Andrea bringt Büchernachschub, wiedermal einen Coelho – auf dem Jakobsweg – welchen ich binnen zwei Tagen verschlinge.
Langsam kann ich den Kuralltag annehmen, das Kneipen im eiskalten Bach am Morgen, die verschiedensten Anwendungen, die Ruhephasen und das Mit-sich-allein-sein. Dabei lerne ich meinen Körper wirklich sehr gut kennen und auch achten. Nach und nach merke ich, was man seinem Körper mit der falschen Ernährung so alles antun kann. Die Kurärztin fragt mich nach meinen aktuellen Beschwerden, ok damit kann ich dienen:

Bella´s momentane Beschwerden und Symptome:
Permanenter Schwindel (schwankend, manchmal ins Drehen gehend), starke Kopfschmerzen fast täglich, zur Zeit 7 – 10 mal pro Monat Migräne teilweise mit Licht- und Lärmempfindlichkeit sowie Sprach-, Seh- und Sensibilitätsstörungen, Gesichtsfeldausfälle, Nackenschmerzen, dauerndes Durstgefühl, Erschöpfungszustände (Hinlegen nötig), Druck im Kopf, immer wiederkehrendes Druckgefühl im rechten Ohr, Schmerzen in Ohr- und Gesichtsbereich, Tinnitus, Übelkeit, Magenschmerzen, Gastritis, Reizblase bzw. immer wiederkehrende Harnwegsinfekte und Pilzinfektionen, Schleimhaut im Stuhl – Schmerzen im Darm - Colitis, sehr unregelmäßiger Stuhlgang – Neigung zu Verstopfung, erhöhter Ruhepuls (bis 120) , Schwindel und Kopfschmerz bei längerer Autofahrt – Parkhaus – Kurven stärker, Höhe schlecht vertragen, nachts teilweise 10 –15 mal aufs WC – morgens todmüde und erschöpft, am Vormittag zeitweise Harndrangattacken, schnelle Bildabläufe im TV oder Kino lösen starken Schwindel aus, ebenfalls U-Bahnen und Züge, welche in entgegengesetzte Richtungen fahren, Restless legs – nur nachts – störend beim Einschlafen, Laufen oder Joggen auf hartem Boden – unmöglich – Schmerzen und Schwindel – Druck im Kopf, bei körperlicher Anstrengung Druck im

Kopf und Schwindel stärker, zeitweilig extreme Hautblässe, Schmerzen im Kiefergelenk – im Ohr – ziehen sich am Oberkiefer entlang – Schmerztabletten helfen wenig bis gar nichts, bekomme kein Fieber, im Liegen ist Schwindel manchmal, wie wenn Aufzug nach unten zieht – und man unbegrenzt fällt, liegen oft nur auf einer Seite möglich – beim Umdrehen Schwindel stark, rechte Finger kribbeln manchmal minutenlang, rechter Fuß im Unterschenkel fühlt sich manchmal taub an, Jucken im Gehörgang, rechte Hüfte ausstrahlende Schmerzen, PMS, Angstzustände, depressive Verstimmungen, Histaminintoleranz, Lactose- und Fructosemalabsorbtion, Schmerzen im rechten Oberbauch, verschwommen oder Schleiersehen, Nahrungsaufnahme muss nach spätestens drei Stunden erfolgen sonst Schwäche – Schwindel sehr stark, schwere Arme und Beine, Alkohol selbst in kleinen Mengen nicht vertragen, Ein- und Durchschlafstörungen, niedriger Blutdruck, Arbeiten oder Sport mit Armbelastung nicht möglich – Schwindel und Kopfschmerz werden stärker, Gewichtszunahme trotz wenig Essens, Insektenstichüberreaktion, Eisenmangelanämie, Schulter- bzw. Oberarmschmerzen……..so das wäre es in Kürze……noch Fragen?

Die Kur hilft mir, mich ein wenig zu stabilisieren, der Schwindel geht natürlich nicht weg, so bin ich sehr geknickt und enttäuscht. Aber es soll nicht bei dem einen Mal der Enttäuschung bleiben.

All mixed up

Ich bin mir sicher, der Schwindel kommt von den Ohren, nein doch von der Wirbelsäule, nein doch von den Ohren, ich werde wahnsinnig. Ich versuche, mich auf meinen Körper zu konzentrieren, woher kommt der Schwindel? Ich glaube, ich drehe durch.

Ich versuche, wieder arbeiten zu gehen und habe einige Probetage in einer Behindertentagesstätte. Die Arbeit macht mir großen Spaß. Angst und Panik, Schwindel und Übelkeit versuche ich zu unterdrücken und konzentriere mich auf den Job. Nach drei Stunden bin ich bereits so erschöpft, dass ich nicht weiß, wie ich die nächsten fünf Stunden überleben soll, aber es geht. Ich schaffe es. Drei Tage lang. Dann erfahre ich, die Stelle ist schon längst besetzt. Sie hatten nur zu wenige Betreuer zu der Zeit und ich war halt eine kostenlose Arbeiterin, die sich noch dazu den Arsch aufgerissen hat. Ich könnte kotzen!!!

Tagebucheintrag vom 22.09.2002.

Ich beginne wieder mitten durch Räume zu gehen, anstatt immer nur an der Wand lang und auf Nummer Sicher. Im Großen und Ganzen bin ich stolz auf mich.

Ach ja, ich schlafe wieder ohne Licht!

Es ist soweit, heute trete ich im Wiener Raimundtheater auf. Und mir geht es so was von Scheiße. Mein Schwindel ist so heftig und mir ist so übel, am liebsten würde ich gleich wieder nach Hause in mein Bett gehen. Aber was soll's, so eine Chance bekommt man nicht so oft im Leben und wofür bitte habe ich solange geprobt? Früh morgens komme ich ins Theater, stehe auf der Bühne, die so groß ist wie ein ganzes Reihenhaus. Ich fühle mich dort so verloren! Flehe den Regisseur an, die Zweitbesetzung spielen zu lassen, doch er schickt sie auf einen Kaffee und ich bin knapp vorm Sterben. Kurz vor der ersten Vorstellung, schon auf der Bühne, geht der schwere Bühnenvorhang hoch und man kann plötzlich das Publikum hören. Im gleichen Moment wird das Bühnenlicht ausgeschaltet und HURRA, Bella hat eine

Panikattacke Güteklasse 1A. Ein wirklich sehr, sehr guter Zeitpunkt dafür. Ich stehe tränenüberströmt auf der Bühne und schreie hektisch herum, jemand soll sofort irgendwo Licht anmachen, weil ich sonst keine Orientierung hab. Das geschieht dann irgendwann auch. Dann geht es auch schon los. Vorhang hoch – Bella laufen die Tränen noch immer über die Wangen – aber sie tanzt und singt – als wäre nichts gewesen. Die nächsten zwei Stunden sind so anstrengend für mich und ich kann bis heute nicht nachvollziehen, wie ich es geschafft habe, danach auch noch eine zweite Vorstellung zu spielen. Aber eines weiß ich noch, meine Mama hat mir eine Rose geschenkt und Andrea meinte, du gehörst auf die Bühne, das ist genau das, was du machen solltest. Ich bin natürlich viel zu erschöpft, um stolz auf mich sein zu können. Doch jetzt beim Schreiben dieser Zeilen, denke ich, hey ich kann doch wirklich verdammt stolz auf mich sein!
Danach bin ich fünf Tage schachmatt und ausgepowert, nichts geht mehr. Mein erster Termin beim Osteopathen Helmut steht an, Gott sei Dank! Mehr tot als lebendig komme ich in seine Praxis. Irgendwie verstehen wir uns auf Anhieb. Er meint: „Was glaubst du, warum du so einen Körper hast – die Liebe, die du herumschleppst, braucht doch genügend Platz." Dann beginnt er vom Geben und Nehmen zu erzählen, doch da weine ich schon nur mehr. Dazu meint er wieder, ich soll mir bewahren, dass ich selbst mit einem weinenden Gesicht lachen kann. Und ich soll lieber so sensibel bleiben und nur das Hirnwixen ein bisserl reduzieren.

Tagebucheintrag vom 19.12.2002
And sometimes people are afraid of changes because their life is so comfortable and straight. And then you have to take care of them because they often don´t know what´s good for them.

Ich hab den Job bei der Caritas bekommen, Mitte Februar beginne ich – Yippie!
Mein Ex meldet sich wieder und möchte für mich DASEIN. Er weiß jetzt, dass ICH es bin (was immer das auch heißen mag). Und irgendwie fühlt er sich für meine jetzige Situation mitverantwortlich.

Er erscheint, denn er kann nie nur einfach ankommen, mitten in der Nacht und schlüpft wie selbstverständlich zu mir ins Bett, kuschelt sich an mich. Ich bekomme alle möglichen Zustände, angefangen von Atemnot bis hin zu akutem Weglaufdrang und wandere mit meiner Decke auf die Couch aus. Fünf Minuten später liegt er wieder neben mir auf der Couch. Er will mir JETZT nah sein. Ich sage ihm, ich kann das aber jetzt nicht. Und wandere wieder retour ins Bett. Komme mir dabei vor wie Charly Brown mit seiner Decke. So geht das irgendwie die restliche Nacht und wir spielen dieses Komm-her–Geh–weg-Spiel noch zwei Tage, nur auf einer viel größeren Spielfläche angelegt. Er gibt auf. Und fährt wieder. Aber nicht, ohne mir erklärt zu haben, dass ich unnahbar und mühsam bin. Aber er hat es ja versucht, ganze zwei Tage und eine halbe Nacht lang wollte er wirklich für mich da sein. Koste es was es wolle. Pft......!

Tagebucheintrag vom 22.02.2003
Auf einer Straße sollte man immer links oder rechts gehen, denn in der Mitte wird man überfahren oder zerquetscht.

Nun pilgere ich alle drei Wochen zum Osteopathen und es gelingt ihm tatsächlich, mich zu stabilisieren. Die ersten drei Tage nach der Behandlung geht es mir meistens ziemlich mies, doch dann wird es langsam besser, stabilisiert sich, bevor es wieder bergab geht. Und der Kreislauf beginnt von vorne. Ach, und die Klienten von der neuen WG lerne ich auch kennen. Kann mich aber nur schwer konzentrieren bei der Vorstellungsrunde, da mir so schwindelig ist. Sie scheinen sehr schwierig zu handeln und mit hohem Aggressionspotential zu sein. Mal sehen.
Gut, der neue Job beginnt. Ich beginne in einer Wohngemeinschaft mit zehn schwer mehrfach behinderten Menschen zu arbeiten. Irgendwie denke ich zu diesem Zeitpunkt, es wäre eine gute Idee, so rein theoretisch – heute weiß ich, es hat mich einfach viel zu viel Energie gekostet. Die Klienten sind teilweise nonverbal, sehr aggressiv und von sehr hohem Pflegeaufwand. Aber ich bin so froh, ich habe endlich einen Job, es tut meinem Selbstbewusstsein so gut. Anscheinend bin ich zu sehr

geblendet um zu sehen, was da auf mich zukommt. Ich kann ja kaum einen Kilometer gehen mit meinem Schwindel und bin total fertig von meinen Angst- und Panikzuständen.
Auf dem Weg zur Arbeit, den ich im Auto zurücklege, weil ich in den öffentlichen Verkehrsmitteln Panikattacken bekomme, weine ich nur vor Angst, weil ich nicht weiß, wie ich einen 24-Stunden-Dienst überstehen solle. Wie ich die Energie dafür überhaupt aufbringen soll. Beim Betreten der WG heißt es dann zusammenreißen und Maske aufsetzen, den kompetenten Mitarbeiter raushängen lassen und sich um Gottes Willen nichts anmerken lassen. Die Kollegen sind eigentlich recht gut drauf, aber trotzdem ist es für mich und auch für andere Kollegen die Hölle. Vor allem die Nachtdienste, in denen man allein mit 10 Klienten ist. Wir haben zwar die Möglichkeit und Erlaubnis zu schlafen, doch wenn alles rund um dich tobt, dann hast du genug damit zu tun, den Notarzt zu rufen und jemanden in die Psychiatrie einweisen zu lassen, während du versuchst, den Rest der Gruppe zu beruhigen. Also eher nichts mit Schlafen. Bei so einem Nachtdienst werde ich von einer Klientin attackiert, weil ich im Weg stehe. Was damit endet, dass ich ein geprelltes Brustbein habe, ziemlich wenig Luft bekomme und mein Daumen so überdehnt wird, ich höre die Engel singen… Notaufnahme ich komme!
Ein anderes Mal, da geht es auch drunter und drüber, kann ich plötzlich nicht mehr sprechen. Ich versuche etwas zu sagen, doch es kommen nur noch ganz andere Worte aus meinem Mund. Zum Glück ist gerade die Krankenschwester da, sie begleitet mich ins Krankenhaus. Während ich mich bemühe, nicht das Taxi vollzukotzen und immer noch nicht sprechen kann. Meine Eltern lösen sie dann beim Warten ab. Hallo Notaufnahme – da wären wir wieder! Also ich kotze, mir ist total schwindlig und ich kann nicht sprechen. Nach einer Ewigkeit werden wir aufgerufen. Der Arzt fragt mich, was los ist. Ich versuche es ihm zu erklären, aber aus mir kommen nur unzusammenhängende komische Wörter. Mein Gehirn scheint plötzlich nicht mehr zu wissen, wie man spricht. Er sieht mich an. Ich sehe ihn an. Meine Mutter sieht uns an. Er bittet meine Mutter raus zu gehen. Als wir alleine sind, fragt er mich welche Drogen ich genommen hätte und ich soll jetzt bitte ehrlich sein, ihm könne ich doch

alles anvertrauen. Ich grinse nur, schüttle den Kopf und er bittet meine Mutter wieder herein.

Gut, da wären wir also. Ich bekomme eine Infusion, werde noch von einem Neurologen begutachtet, welcher meint, dass ich keinen typischen Schwindel hätte (hatten wir das nicht schon mal?) Als die Infusion leer ist, werde ich um drei Uhr morgens, natürlich ohne dass ich sprechen kann, entlassen. Mama und ich fahren mit dem Taxi nach Hause und gehen schlafen. Am nächsten Tag kann ich wieder sprechen – Yippie! Mittlerweile weiß ich, dass es eine sehr heftige Migräneattacke war. Damals war es schon ein wenig, sagen wir mal, unangenehm – nein – es hat richtig – so richtig Angst gemacht!

Tagebucheintrag vom 16.03.2003
Man muss nicht unbedingt siegen, um zu gewinnen.

Als ich wieder einmal in der HNO Ambulanz sitze und warte, erzählt mir jemand von einer Amalgamvergiftung und deren Zusammenhang mit Schwindel. Der behandelnde Arzt glaubt mir zwar meine Beschwerden, kann mir aber auch nicht helfen. Rät mir allerdings in Anlehnung auf mein doch sehr hohes Amalgamvorkommen zu einer Amalgamausleitung, vielleicht bringt mir das ja etwas Linderung oder sogar Heilung. Was jetzt folgt, ist ein wahrer Albtraum von Ausleitungsversuchen sowohl mit Medikamenten (sehr erfolgreich – doch zu viele Nebenwirkungen), als auch mit homöopathischen Substanzen (sehr langwierig und teuer). Ich lese mich in die Materie ein und je mehr ich darüber erfahre, desto mehr meine ich, dem Übel auf der Spur zu sein.

Eines Morgens habe ich diesbezüglich eine Besprechung auf der Arbeitsmedizinischen Abteilung, ich denke mir Arbeitsmedizin – Besprechung, da kann ich doch wohl meinen Lieblingsstring rosa mit Snoopy drauf anziehen. Den ich sonst wohl gemerkt auch nicht so gern der Öffentlichkeit präsentiere, weil mein Hinterteil, naja sagen wir mal so, der String von meinen Pobacken ein bisserl verschluckt wird. Aber ich mag ihn halt gern.

Wie dem auch sei – also ich dort, sitzt mir dort ein Traum von einem jungen Arzt gegenüber, süß, verständnisvoll – hört sich minutenlang meine Probleme an. Sieht mir danach tief in die Augen, um dann zu sagen, bitte machen sie sich frei bis auf die Unterhose, damit ich sie genauer untersuchen kann.
Tja, da haben Snoopy und ich aber nun ein handfestes Problem am Hals. Ich werde natürlich rot und meine, ob denn so eine ausführliche Untersuchung wirklich nötig sei? Er meint, bei den angegebenen Beschwerden auf jeden Fall. Ja, so stehen Snoopy und ich halt da in unserer ganzen Pracht, was macht der süße Arzt, grinst bis über beide Ohren und wird selber rot. Geteiltes Leid ist eben halbes Leid.
In der Arbeit läuft es so halbwegs und ich gebe mein Letztes. Auch an die Nachtdienste hab ich mich mittlerweile gewöhnt, doch das alles nützt nichts. Nach einem halben Jahr des Abrackerns und all der Mühe wird mein Vertrag nicht verlängert. Ich darf mich nicht einmal mehr von den Klienten verabschieden, zu denen ich mittlerweile ziemlich gute Beziehungen aufgebaut habe. Für mich bricht wieder einmal eine Welt zusammen. Wie viele Welten habe ich denn noch?
Den Sommer verbringe ich größtenteils mit Freunden im Freibad und leite brav meine Schwermetalle aus. Gleichzeitig widme ich mich der Chirotherapie, um meine Halswirbelsäule wieder hinzubekommen.

Tagebucheintrag vom 4.7.2003
Man muss losgehen, um ankommen zu können.

Über eine Bekannte aus meinem Theaterensemble erfahre ich von Richard, einem Kinesiologen. Richard, er begleitet mich nun seit dieser Zeit, o.k. manchmal ist er schon etwas betriebsblind, doch er ist immer da. Er führt mich durch die Amalgamausleitung und durch manch andere dunkle Zeit, wo irgendwie nichts anderes mehr hilft. Er nimmt nie auch nur einen Cent von mir, nur Marmelade, Obst und Kekse. Wir versuchen die richtige Dosis für die Amalgamausleitung herauszufinden. Ist das eine Berg- und Talfahrt! Menschen wie ihn zu finden, die dich begleiten, die dich kennen und sagen, hey komm vorbei, ich schau mir das an, sind Goldes wert!

Tagbucheintrag vom 15.7.2003

Manchmal fährt man in einen Tunnel und bedenkt dabei nicht, dass dieser sehr lang sein kann. Dann sieht man ein Licht und denkt, man hätte das Ende erreicht, doch es ist nur der Gegenverkehr. Entmutigt und enttäuscht fragt man sich selbst, ob es nicht besser wäre umzukehren. Doch man entscheidet sich, eine Pause am Pannenparkplatz einzulegen um die Batterie aufzuladen. Und nach einer Weile startet man wieder den Motor und fährt weiter geradeaus.

Der Sommer 2003 ist der Jahrhundertsommer und somit ist auch der Wasserstand der Donau sehr niedrig. Auf den Sandbänken sitze ich stundenlang und sehe den Reihern und den russischen Dampfern beim Vorbeituckern zu. Die Füße in den warmen Sand gesteckt, die Trauerweiden hinter mir, die Wellen des Donauwassers in meinen Ohren. An so einem Tag, an dem ich einfach nur so an der Donau sitze, fernab von jeglicher Zivilisation (5km ins nächste Dorf) und einfach nur sein will, sticht mich eine Wespe in den Hals. Einfach so. Finde ich nicht so gut. Erst mal denke ich, ok – du musst jemanden anrufen. Kein Empfang. Mist. Ich kriege irgendwie schlechter Luft. Das ist jetzt nicht so gut. Es bleibt nur eins: rauf auf das Rad und ab in Richtung Dorf. Während des Fahrens beginnt mein ganzer Körper zu jucken und wie. Aber ich konzentriere mich nur auf die Atmung und darauf, möglichst nicht in Panik zu geraten. Bereits in der Einfahrt zum Haus meiner Eltern rufe ich laut nach Mama. Mittlerweile ist meine Haut am ganzen Körper knallrot und einen Zentimeter dick angeschwollen. Mein Kreislauf ist auch dabei, schlapp zu machen. Mama meint nur, was hast du denn jetzt schon wieder gemacht? Wir fahren zum Arzt, ich bekomme Infusionen mit Kortison und Antihistaminika. Im Radio laufen die Nachrichten, „Steiermark: Bub stirbt nach Wespenstich." Der Arzt sieht mich an und hängt noch eine Infusionsflasche an. Dann begutachten wir meinen Körper und ich bete, dass die Schwellung bitte bald zurückgeht, weil ich aussehe wie ein nackter Maulwurf mit

Sonnenbrand. Nachdem ich wieder genügend Luft bekomme und der Juckreiz sich auch etwas beruhigt hat, darf ich nach Hause. Dort angekommen, gehe ich erst mal schlafen. Beim Aufwachen ist meine Haut wieder zart wie ein Babypopo und schön rosa. Das ist also ein anaphylaktischer Schock. Ahja.

Tagebucheintrag vom 28.08.2003
Wozu war das jetzt wieder gut?

Ich beginne wieder zu singen, im Chor des Dorfes. Macht mir Spaß, wenn da nicht dieser ständige Druck im Kopf wäre, der zu Schwindel führt. Ich will Alt singen, doch der Chorleiter meint du singst Sopran. Gut, dann sing ich halt Sopran. Wir üben für das Drei-Chöre-Konzert, welches zu Weihnachten stattfindet. An die hundert singende Menschen und ein Orchester. Wir studieren die Missa Brevis in D moll von Mozart und das Alleluja von Händel ein. Ein gewaltiges, erhebendes Gefühl, wenn ich mittendrin stehe, die Musik spüre und doch ist es nicht mehr wie früher, wo ich einfach drauf los gesungen habe. Nun muss ich mir die Kraft genau einteilen und am Ende der Proben bin ich meist total erledigt.

Rodney

Dann kommt mich völlig unerwartet Rodney, ein Freund aus Australien, besuchen. Er ist gerade in England und möchte Zeit mit mir verbringen, bevor er retour nach Australien fliegt. Zu diesem Zeitpunkt haben wir uns bereits sieben Jahre nicht gesehen. Ich bin total nervös, als ich ihn vom Bahnhof abhole. Und dann steht er da, mit dem Rucksack auf den Schultern, einem breiten Grinsen auf dem Gesicht und meint hey beautiful, what´s up? Mit diesen Worten beginnen zwei echt geniale Wochen

Kennengelernt hatten wir uns, als ich an der Rezeption einer Jugendherberge arbeitete und Rod total abgebrannt nur noch auf seinen Rückflug wartete. Da er kein Geld hatte, stand er meinen ganzen Dienst, und das waren immerhin acht Stunden, an der Rezeption und laberte mich mit seinem super Aussie Slang voll. Anfangs fand ich ihn total mühsam, aber dann überwog die Sympathie und ich besorgte ihm das eine oder andere Menü aus der Küche. Weil man ihm irgendwie keine Bitte abschlagen konnte, bei diesen Augen. Ich glaube, das ging zwei Wochen so. Dann schaffte ich es irgendwie, sein Flugticket umzubuchen und er konnte früher fliegen. Wir tauschten unsere Adressen aus, aber ich rechnete nicht damit, jemals wieder von ihm zu hören. Aber es kamen immer wieder Karten und Briefe aus Japan oder Australien. Über sieben Jahre lang. Und als er hörte, wie es mir geht, setzte er sich in den Flieger und kam zu mir, einfach so.

Jetzt ist er also wieder da. Zwei Wochen, oh mein Gott, was mach‘ ich bloß mit ihm? Wo ich doch um neun total fertig auf der Couch rumliege. Seine Antwort, relax Baby! Gesagt, getan. Der, der als erster aufwacht, weckt mal den anderen auf. Meist bin ich zuerst wach, denn Rod hat eine gewisse Affinität zu Bier entwickelt, die ihn morgens gern lange schlafen lässt. Also tapse ich mal vom Schlafzimmer zu ihm ins Wohnzimmer, um langsam anzufragen, ob sein Körper bereit für einen Kaffee wäre. Meist ist er es und dann geht der Tag los, und zwar mit Chillen. Wir suchen uns einen Park, legen uns in die Wiese und reden einfach oder sagen gar nichts. Gehen auf den Naschmarkt Steaks kaufen, was ich jetzt gar nicht so gut finde, aber Rod will unbedingt. Das sind bestimmt die teuersten Steaks von ganz Wien. Am Abend kocht er dann für mich und meine Freundinnen, während wir im Wohnzimmer sitzen und kichern wie Schulmädchen. Naja, nicht jeden Abend kocht ein australischer Surferboy.

Eines Abends will er unbedingt gambeln, er schleift mich einfach ins Casino zum Black Jack spielen. Ich war bis zu diesem Tag weder in einem Casino, noch hatte ich Black Jack gespielt. Aber das ist Rod natürlich egal. Er spielt fleißig und dann meint er, ich soll doch endlich auch mal ran. Also beginne ich auf einer zweiten Line mein Glück zu versuchen. Da ich eigentlich keine Ahnung habe, was ich da tue, ist es ja relativ einfach. Der Groupier grinst und hat seine wahre Freude an mir. Doch zu zweit bringen wir es irgendwie auf 300 Euro. Rod will weitermachen, doch ich nehme die Jetons und lasse sie umtauschen, wir machen Halbe Halbe und gehen am nächsten Tag nochmal zum Naschmarkt Leckereien shoppen.

Am darauffolgenden Abend sind wir dann am Sturmheurigen bei meinen Eltern am Land. Mein Vater plant, Rodney „unter den Tisch zu saufen". Was damit endet, dass mein Vater den nächsten Tag abwechselnd am Klo und im Bett verbringt. Und Rod meint, also der Sturm, der kann ja gar nix. Am letzten Abend singt Rod noch ein sehr angetrunkenes „I don´t wanna miss a thing" beim Karaoke für mich, das wohl auch nur ich als solches erkenne, aber das ist auch egal, weil es einfach von Herzen kommt und dann heißt es auch schon wieder Abschied nehmen. Doch bis zum heutigen Tag hören wir uns regelmäßig und sind auf dem Laufenden über die kaputt gegangenen Beziehungen des jeweils anderen. Und wenn des Nächtens um drei das Handy klingelt, dann weiß ich, wer dran ist. Hey, beautiful, how are you? …………

Vom Singen der Lieder & dem Bohren der Zähne

Gut, neue Situation! Es ist Spätherbst – ich habe keinen Job – es geht mir nach wie vor nicht besser. Nach und nach lasse ich die Amalgamplomben ausbohren und nach jedem Zahnarztbesuch brauche ich eine Erholungs- und Ausleitungsphase.
Um mich in dem ganzen Chaos abzulenken, beschließe ich gemeinsam mit einer Freundin, ein Konzert auf die Beine zu stellen. Wir beide übernehmen den Gesang, ein Streichorchester ist schnell organisiert und schon kann es losgehen. Wir überlegen uns die Lieder, besorgen die Noten. Wir proben einmal pro Woche mit dem Konzertmeister, er arrangiert auch die Lieder für das Orchester. Es macht mir Spaß, alles zu organisieren. Wir haben fast ein Jahr Zeit.

Tagebucheintrag vom 13.11.2003
ALLES SCHEISSE – no comment!!!!

Am 15.12.2003 bin ich endlich amalgamfrei. Vorher muss ich aber noch einige beherdete Zähne reißen und eine Wurzelbehandlung über mich ergehen lassen. Die Entgiftung läuft weiter. Ich glaube, ich habe jetzt auch noch ein Zahnarzttrauma.

Tagebucheintrag vom 01.01.2004
2004 steht für Kampf gegen die Angst! Raus, unter die Leute, mal wieder in mein Stammlokal – U-Bahn fahren. Eigentlich ist mir alles andere mittlerweile egal, Hauptsache, es geht mir gut.

Tagebucheintrag vom 05.01.2004
Also diese Psychoschübe verkraftet meine Seele nicht mehr lang. Ein Cocktail aus Angst und Depression, Stimmungsschwankungen bis hin zur Wut und Zorn sind inkludiert. Und das ändert sich im Minutentakt. Eigentlich bin ich ja gar nicht so.
Ach Scheiße.......

Ein nächtlicher Telefonmarathon mit Rodney beendet meine Krise. Er legt auf mit den Worten „expect nothing – enjoy everything".

Schweren Herzens entscheide ich mich auch, aus dem Theaterensemble auszusteigen, die Proben sind zu anstrengend geworden, an die Auftritte gar nicht zu denken. Ich kann mich nicht auf mich verlassen, wie sollte sich das restliche Ensemble auf mich verlassen können? Ich ernte Unverständnis, doch auch daran bin ich mittlerweile gewöhnt. Niemand weiß, wie sehr ich es genieße, auf der Bühne zu stehen und die Reaktionen des Publikums zu spüren. Das Adrenalin vor dem ersten Wort oder wenn man einen Hänger hat. Das Proben, der Zusammenhalt des Ensembles. Der Applaus, die strahlenden Gesichter im Publikum und eine strahlende Bella, weil sie weiß, das sind jetzt 100% Bella. Als ich das erste Mal auf einer wirklich großen Bühne stand und die 2000 leeren Sitzplätze sah, wäre ich am liebsten davon gelaufen. Aber dann bei den Proben hatte ich Blut geleckt und die Vorstellungen liefen wie in Trance ab. Am nächsten Tag hatte ich blaue Flecken und keine Ahnung, woher die kamen, weil ich einfach nur dabei war, mittendrin war, da war.

Alles läuft dahin, die Jahreszeiten. Ich bekomme ohnehin nicht viel mit. Außer dass draußen Schnee liegt, oder es wirklich heiß ist. Für mich jedoch ist das alles nicht relevant. Ich bin so mit mir selbst beschäftigt und will nur, dass es mir e n d l i c h gut geht. Doch dem ist nicht so. Ich warte und warte, dass es besser wird. Aber es geht nicht besser. Egal, ob ich positiv denke oder nicht. Egal, ob ich Therapien habe oder nicht. Es geht mir vielleicht minimal besser, aber im Prinzip ist es eine Bewegung im Zentimeter-Bereich. Mein damaliger Hausarzt meint, ich soll doch einfach mal Antidepressiva nehmen und gibt mir eine Schachtel Trittico in die Hand. Die sehen ja auch total nett aus. So mit einer schönen Blume darauf, na wenn die nicht helfen. Ich verabscheue zwar Antidepressiva, aber da ich mir nicht mehr anders zu helfen weiß, nehme ich halt so ein Ding und gehe schlafen. Und dann ... Meine Drogenerfahrungen beschränken sich ja auf THC Konsum und ich will und werde ihn auch nie erweitern, vor allem sicherlich nicht mehr, nachdem ich Trittico eingenommen habe. So in etwa stelle ich mir einen Trip vor und den bekam ich sogar gratis auf Rezept, vielen lieben Dank auch an die Krankenkasse.

Ich liege also im Bett, Licht aus, Augen zu. Und was passiert? Ich sehe ein grünes Spinnennetz, welches sich langsam auf mich und mein Bett niedersenkt. Ich werde leicht nervös und bleibe aber nur ganz ruhig liegen, versuche nicht aufs Atmen zu vergessen und denke, glaub ich, gar nichts. Denn sonst käme ich ja auf die Idee, das Licht aufzudrehen und das Spinnennetz wäre weg. Gut, somit verbringe ich eine Nacht mit dem Spinnennetz und bin danach total traumatisiert und fertig mit der Welt. Am Morgen rufe ich nach meiner Mama, die mich nur komisch ansieht. Aber die Angst geht weiter. Ich liege im Bett bewege mich nicht, sprich auf der Wandseite des Betts, dort ist es sicherer. Weder trinke noch esse ich, liege nur und schaue die Wand an und habe Angst, wovor genau, weiß ich jetzt auch nicht. Als ich aufs WC gehe und mich in den Spiegel sehe, ist da jemand ganz anderes. UAAAAHHHH gleich wieder ins Bett und weitergefürchtet. Insgesamt dauert das eineinhalb Tage und als die Wirkung der Tabletten nachlässt, trotte ich ins Wohnzimmer, wo mein Bruder und einige Freunde Harry Potter ansehen. Auch da habe ich noch ein wenig Angst, aber bei Harry Potter darf man sowieso Angst haben. Also, mir reicht das echt. Ich schlafe dann wochenlang mit Licht und die Packung Trittico, so schön sie auch ist, landet im Mistkübel.

Trotz aller Widrigkeiten proben wir weiter für unser Konzert, warum ich mir das angetan habe, weiß ich ja bis heute nicht. Am Tag des Konzerts stopfe ich mich mit Rescue Tropfen voll und frage mich, ob man von diesen Dingern eigentlich eine Überdosis bekommen kann. Meine Freundin ist super drauf, alle sind super drauf, ich bin komplett fertig und will nur ins Bett. Immer mehr Freunde rufen im letzten Moment noch an und wollen Karten. Doch anstatt mich zu freuen, wird meine Panik zu versagen immer größer.

Es ist soweit, der Saal ist voll. Das Orchester spielt das erste Stück. Ich bin knapp vorm Kollabieren. Ich will weg. Geht nicht. Mist. Bella, du bist so blöd! Wir singen im Stehen, ich habe mir einen Barhocker organisiert und tänzle andauernd um ihn herum, weil ich vor Schwindel nicht ruhig stehen kann. Die erste Nummer ist überstanden. Das Publikum applaudiert, ein kleiner Stein fällt mir vom Herzen. Bleiben nur noch 18…! Obwohl ich jede Nummer in- und auswendig kann, halte ich mich an den Noten fest, damit ich mich nicht irgendwo verliere. Saublödes Gefühl. Das ganze Konzert über gebe ich nur 60%, weil ich Angst habe, nicht bis zum Schluss durchzuhalten. Mit jedem Lied wird der Druck in meinem Kopf größer, der Schwindel stärker. Der Barhocker ist meine Rettungsboje – mein Anker. Ich versuche, souverän zu wirken, ein weiterer Kraftakt. Doch vor meinem Solo drei Nummern vor Schluss ist es dann so weit, ich kann nicht mehr. Ich gebe dem Konzertmeister Bescheid und gehe in die Garderobe, lege mich auf den Boden und versuche, den Schwindel irgendwie noch in den Griff zu bekommen. Draußen läuft nach kurzer Pause das Programm weiter, auch ohne mich. Meine Freundinnen, meine Eltern kommen nacheinander in die Garderobe und versuchen auszuloten, wie es mir geht, reden auf mich ein, muntern mich auf. Dann höre ich draußen den Schlussapplaus und denke mir, es ist vorbei - Gott sei Dank. Doch das Publikum hört nicht auf zu applaudieren. Der Konzertmeister kommt mich holen, er will, dass ich rauskomme. „Die Leute warten auf dich, du musst mitkommen." Nach einem tiefen Atemzug nehme ich mich zusammen und gehe hinaus mit dem Gefühl, dass ich total versagt habe. Als wir dann gemeinsam den Saal betreten, gibt es standig ovations, und ist es endgültig vorbei, ich kann die Tränen nicht mehr zurückhalten. Mit wackeligen Knien, verheultem Gesicht stehe ich dort und kann es kaum fassen. Dann beginnen die „Zugabe"-Rufe und wir singen noch eine letzte Nummer. Hinterher bin ich komplett ausgepowert und erledigt, meine Freunde und Familie, das Orchester, alle gehen sie feiern. Ich nicht, ich fahre nach Hause und gehe schlafen. Aber ich kann es doch viel besser!

Tagebucheintrag vom 13.09.2004

Status Quo -> kein Job, kein Theater, Singen lasse ich jetzt auch mal sein, Schwindel, Migräne, Müdigkeit immer noch auf Level 8 – 10 – brauche mal wieder einen neuen Plan. Mein Leben ist schon ziemlich mühsam, nervt und mir geht schön langsam die Energie aus....pft!

Der Schläfer

Ich werde zur Gesprächstherapie geschickt, um herauszufinden, ob und in welchem Maße meine Beschwerden psychisch sind. Und da ich anscheinend so ein interessanter oder hoffnungsloser Fall bin, übernimmt das der Herr Professor persönlich. Bella, kooperativ wie immer, macht auch hier wieder mal mit. Ich denke natürlich auch an eine gute kostenlose Psychotherapie und fühle mich geehrt, weil ich vom Herrn Prof. persönlich empfangen und behandelt werde.

Nun gut, wir sitzen also in seinem Arbeitszimmer. Ich nehme meine Therapie ernst, erzähle ihm ausführlich meine Lebens- und Leidensgeschichte inklusive ausgeprägter seelischer Ergüsse. Als ich erzähltechnisch so mitten im Drama meines Lebens angekommen bin, denke ich mir, komisch, der hat die Augen aber schon sehr lange nicht mehr aufgemacht. Anfangs denke ich noch, es handelt sich um angestrengtes Zuhören seinerseits, doch dann - oh welch ernüchternde Feststellung meinerseits – der Typ pennt! Und das während ich ihm mein Herz ausschütte! Na gut, irgendwie peinlich, was tun? Ich huste, er pennt weiter. Ich räuspere mich fast zu Tode, endlich er ist wach, sieht mich an wie Fred vom Jupiter und fragt mich original, wo waren wir stehengeblieben?

Jetzt stehe ich vor folgendem Problem: ich habe keine Ahnung, wo er stehengeblieben ist und was er mitbekommen hat, beginne nochmal von vorne. Ich sitze da, mein Blick akribisch auf seine Augen gerichtet um mitzubekommen, wann er wegdriftet. Und nach einigen Minuten – zack - ist es wieder so weit. Ich hab ihn eingeschläfert. Schön langsam werde ich sauer. Das ist nicht nur peinlich, sondern noch dazu eine Frechheit, bei meinem Leidensweg, der wahrlich nicht der Unspannendste ist, einzuschlafen.

Während ich angestrengt nachdenke, wie ich ihn wieder möglichst sanft und unauffällig aus dem Schlaf zurück in die Welt der Lebenden katapultieren kann, beobachte ich ihn, wie er friedlich wie ein Baby dasitzt und ganz entspannt atmet. Doch dann kommt mir das Telefon zu Hilfe und er sagt wie ein Roboter, entschuldigen Sie mich bitte, da muss ich jetzt wirklich abheben und spricht eine halbe Stunde am Telefon.

So geht das insgesamt dreimal, mit mehr oder weniger Schlafpausen seinerseits (der Rekord seiner durchgängigen REM Phase I lag bei 8 Minuten!!!!!!!), danach meint er, er könne sich einfach keinen Reim aus meinem Krankheitsbild machen. Wie sollte er das auch, wenn er ständig schläft!? Ich sagte, es sei schon ok und bin froh, dem Schläfer entkommen zu sein.

Das war ja dann wohl eher nix!

Die Welle

Weihnachten 2004 verläuft im Großen und Ganzen wie immer, bis am 26.12. der Tsunami so viele Menschenleben auslöscht und ich vor dem Fernseher hänge und darauf warte, dass jemand sagt, hey, alles nur ein Scherz. Ich kann einfach nicht begreifen, was da vor sich geht. Ich sehe zwar die Bilder, aber sie erscheinen so irreal, wie drei Jahre zuvor 9/11. Damals denke ich mir auch, was ist denn das für ein schlechter Film und wann hört das alles endlich auf?

2001 besuchte ich mit Andrea Thailand und wir verbrachten die meiste Zeit genau an jenen Orten und Stränden, an welchen die meisten Toten zu beklagen waren. Wir hatten dort so eine wahnsinnig schöne Zeit erlebt, es war wie im Paradies und jetzt war alles weg, einfach so und diese vielen Menschen, das viele Leid. Ich konnte gar nicht anders, als mir die Übertragungen immer und immer wieder anzusehen, nicht aus Sensationsgier, sondern ich versuchte irgendwie zu begreifen, was da passiert war. Doch wirklich begriffen habe ich es bis heute nicht. So eine Katastrophe ist für das Gehirn nicht fassbar.

Neustart 2.1

Es muss doch irgendwann besser werden, bitte! Das denke ich mir, nehme all meinen Mut zusammen und gehe zu einem Vorstellungsgespräch. Wieder als Behindertenbetreuerin in einem Autistenzentrum, aber diesmal nur als geringfügig Beschäftigte. Der Vorteil, dort bin ich nie allein im Dienst. Beim Vorstellungsgespräch „beichte" ich der Leiterin gleich meinen gesundheitlichen Zustand und meine Probleme mit aggressiven Klienten. Und siehe da, ich ernte Verständnis. Damit habe ich überhaupt nicht gerechnet und somit fällt auch das „Maske-aufsetzen-müssen" im Dienst weg. Ich kann so sein, wie ich bin und das tut wahnsinnig gut. Im Team wird über alles offen gesprochen. Die männlichen Kollegen sind mir ebenfalls eine große Hilfe, denn aufgrund des teilweise sehr aggressiven Verhaltens der Klienten fühle ich mich einfach sicherer und kann mich aus den Konflikten zurücknehmen. Es lässt sich aber trotzdem nicht vermeiden, dass ich da oder dort mal einen Schlag abbekomme oder in ein Handgemenge hineingerate. Es hilft alles nichts, so wohl ich mich dort fühle, es ist nicht meine Zeit, um dort zu arbeiten. Mir geht es gesundheitlich nicht besser - eher im Gegenteil - und die Erschöpfung nimmt zu und immer öfter muss Andreas, ein lieber Arbeitskollege, meine Dienste übernehmen. Also fasse ich den Entschluss: Es reicht! Es ist genug! Krankenstand!

DAS LOCH – außer Konkurrenz

Und jetzt ist es passiert, während ich so vor mich hinschreibe, immer weiter in mich hineingehe, alles noch einmal Revue passieren lasse, habe ich plötzlich keine Ahnung mehr, was dann kam. Alles, was ich vor meinem geistigen Auge sehe, ist ein riesiges schwarzes Loch. Es muss wohl etwas passiert sein, doch ich kann mich beim besten Willen nicht mehr erinnern, was. Es gibt keine Tagebuchaufzeichnungen aus dieser Zeit und auch keine Befunde, an denen ich rekonstruieren könnte, was damals geschehen ist. Mir fehlt jeglicher Anschluss, der Zusammenhang, was habe ich die ganze Zeit getan? Jetzt, wo ich das niederschreibe, habe ich dabei ein wirklich sehr ungutes Gefühl. Und es beschleicht mich das leise Gefühl, dass ich zu der Zeit einfach nicht mehr konnte und ich aus dem heraus resignierte. Wie so eine Art Starre, in die man fällt und weil man es nicht besser weiß, hält man einfach still, bis sich etwas ändert.

Als ich dann wieder aus dem Loch heraus krieche, um mich das erste Mal exzessiv dem Fernsehprogramm zu widmen, sprudelt es dort nur so vor Talentshows. Super Konzept. Menschen stellen sich vor anderen bloß, um irgendeinen absurden Titel zu bekommen. Dem Fernsehsender kostet das ziemlich wenig und die Zuschauer haben ihre wahre Freude daran. Diese Shows steigern sich im Laufe der Zeit in ihrer Absurdität ins Unermessliche. Ich werde es Heidi Klum nie verzeihen, dass sie unseren ohnehin schon orientierungslos gewordenen Jugendlichen völlig falsche Werte mit auf ihren Lebensweg gibt. Jedes Mal die Heulerei beim Umstyling, wenn die Haare um 3mm abgeschnitten werden. Jeder Sänger ist auf einmal ein Superstar für ganze drei Monate, nach der Show landet er dann in der Psychiatrie, weil er nicht verkraftet, was die letzten Monate mit ihm passiert ist. Super Konzept!!! Hut ab!!! Schalte den Fernseher wieder ab und tausche gegen Bücher.

Der Onkel aus Amerika

Ende Juni 2005 ist es nun endlich so weit: Mein Onkel aus Amerika mitsamt Ehefrau, Kindern und Enkelkindern kommt zu Besuch. Meinen Onkel habe ich bereits auf meiner USA-Reise 1998 kennengelernt und wir haben damals einen sehr schönen Tag in Chicago verbracht. Doch den Rest der Familie kenne ich nicht. Mit David, dem ältesten Sohn tausche ich mich seit einiger Zeit via Email aus und es ist klar - wir sind auf derselben Welle. Auch meine Tante soll an diesem Tag wieder ihren Cousin treffen, die beiden haben sich nicht gesehen, seit sie im zweiten Weltkrieg gemeinsam im selben Gefangenenlager untergekommen waren. Es soll also für uns alle eine sehr aufregende Zeit werden.

Nach dem großen Wiedersehen und Kennenlernen in der Hotellobby geht es zum Essen, wo in Deutsch, gebrochenem Englisch, Englisch, gebrochenem Deutsch und der Gebärdensprache für Blutsverwandte kreuz und quer über den Tisch kommuniziert wird. Bei den Wörtern Schnitzel und Bier sind sich allerdings alle schnell einig. Wir sind an die zwanzig Leute, alle Generationen durchmischt. Herrlich!

Später geht es dann ab in den Prater. Ein bunter Haufen. Ein Kauderwelsch aus Sprachen und Wortfetzen, ein wildes Herumgestikulieren, jeder will etwas loswerden. Die Kinder platzen vor Aufregung und wollen am liebsten alles ausprobieren. Die Hochschaubahn, das Riesenrad, die Geisterbahn, die Go-Karts. Der Prater scheint an diesem Abend uns zu gehören und eingehüllt in einer Geruchswolke aus Zuckerwatte, Langos und Bratwurst sind wir da, gemeinsam. Wir haben Spaß und was für einen!

Am nächsten Tag teilen wir uns auf, da sich meine Tante und mein Onkel viel zu erzählen haben, macht „die Jugend“ die Stadt unsicher. Mein Bruder übernimmt die Stadtführung. Meine Eltern und ich dann das Abendprogramm. Die Stadt dampft vor Hitze an diesem Tag, so schone ich mich den ganzen Tag, liege nur, um ja fit für diesen Abend zu sein. Am Abend fahren wir auf den Kobenzl und bekommen einen Tisch unter zwei Linden mit Blick über ganz Wien. Die Kinder können herumtoben, wir sitzen im Schatten und die kühle Luft tut uns allen gut. Wir sitzen dort oben, essen, trinken, mein Vater und David streiten sich, wer die Rechnung bezahlt. Dann setzt sich auch der Wirt dazu und spendiert uns Getränke. Wir sehen Feuerwerke über Wien und Sterne am Himmel. Und dann sind sie auch schon wieder weg.

Guten Tag, ich will mein Leben zurück!

Tagebucheintrag vom 10.08.2005

Erkenntnis des Tages: *Mit 30 fühlt man sich auch nicht anders! Warum auch!?*

Zu meinem 30iger gibt es eine super Party im Garten meiner Eltern, wir werden zwar auf das Heftigste von Killergelsen attackiert, doch das ist dem harten Kern egal. Ich schnappe mir eine Gartenliege, lege mich mitten zwischen meine Freunde und dann kann es losgehen, dem Schwindel wird wiedermal getrotzt. Nachdem die Onkels und Tanten dann weg sind, wird die Musik lauter gedreht, der Beamer aufgebaut und die Mikrophone angeschlossen. Somit haben wir eine feine Karaokeanlage zwischen dem Traktor, dem Mähdrescher und den Anhängern. Wir halten mit unserem Gesang das ganze Dorf wach und so mancher Frechdachs wird von meinem Bruder mitsamt Klamotten in den Pool geworfen. Mitternächtliche Fressattacken werden gestartet und der Gesang wird immer schlimmer. Irgendwann verabschiede ich mich dann, müde, aber glücklich. Im Bett lausche ich noch lange der schrägen Töne meiner Gäste und lasse mich von ihnen in den Schlaf singen. Irgendwann höre ich nur den Pritschenwagen starten und denke mir, oh es ist wieder so weit. Und alle fahren in die nahegelegene Schottergrube schwimmen (ich geh da ja sowieso nicht mehr rein, da dort ein Wels sein Unwesen treibt, der laut der heimischen Fischer, schon mindestens DREI Meter groß ist). Das sieht dann immer aus, wie auf einer Mini Love Parade, wenn alle auf dem armen grünen Pritschenwagen hängen und herumjohlen. In REM Phase 2 höre ich nur noch das Herumpoltern bei der Heimkehr. Mama verzichtet diesmal darauf Kotzkübel auf die Zimmer zu verteilen und vertraut anscheinend darauf, dass jeder noch im Stande ist, den Weg zum Klo zu finden.

Am nächsten Morgen finde ich von Thomas, dem Mann von Andrea, folgende Meldung auf meiner Sprachbox: Bella, bitte fahr zur Schottergrube, Andrea hat ihre Kleidung und Schuhe nicht mehr gefunden, kannst du sie bitte holen? Hä? Wie besoffen waren die denn? Ach, da hab ich wieder was verpasst. Und wie bekleidet ist Andrea nach Wien gekommen? Fragen über Fragen! Oh, mein Gott! Haben die Fischer schon Selbstmordalarm ausgelöst, weil sie die Kleidung ohne dazugehörigen

Menschen vorgefunden haben und die Taucher der Feuerwehr suchen bereits die ganze Schottergrube ab? Nix wie hin zur Schottergrube. Aber alles ok. Keine Taucher, keine Fischer, nur Andreas Kleidung dreckig, feucht...ich will es gar nicht wissen.
Wieder zu Hause kommen mir die ersten Alkoholleichen entgegen. Aber nach einem Mamafrühstück ist wieder alles gut. Das war ein echt schöner Geburtstag!

Tagebucheintrag vom 29.09.2005
ALLES WIRD GUT! Irgendwie – irgendwo - irgendwann

Meine Eltern sind eine Woche auf Urlaub und da mein Bruder im Schichtbetrieb arbeitet, bleibe ich im Haus meiner Eltern und „passe auf meine Oma auf". Ich will etwas kochen, doch schon beim Schneiden vom Gemüse bekomme ich Rüffel. Diese Küche ist nicht groß genug für uns Beide! Also kocht Oma. Zu dieser Zeit will mein Darm einfach nicht mehr. Andauernd habe ich Verstopfung, die Medikamente scheinen ihn nur noch zu lähmen. Und obwohl ich, beim Spazierengehen das Rad neben mir herschiebend, um genügend Gangsicherheit zu bekommen, ausreichend Bewegung mache, tut sich bei meinem Darm bald gar nichts mehr – nada. Anfangs kann ich mir gut mit Abführtees helfen. Doch auch das bringt nun nichts mehr. Aus, finito. Meine Oma und ihre Freundin sagen - versuche es doch mal mit Dörrpflaumen. Die Dörrpflaumen regen meinen Darm überhaupt nicht an, eher im Gegenteil. Die schlafende Riesenschlange bewegt sich nicht. Nach längerem Brainstorming meiner Oma und ihrer anderen Freundin erhalte ich den Rat: nimm doch Leinsamen, das funktioniert immer, hat der Kräuterpfarrer auch empfohlen. Gut, ich kaufe mir Leinsamen. Hilft natürlich auch nichts. Nach mittlerweile 6 Tagen ohne Stuhl komme ich mir vor, wie – keine Ahnung – aber es ist sehr ungemütlich. Schön langsam bekomme ich die Krise und bin ziemlich grantig. (Ich bin immer grantig, wenn ich keinen zufriedenstellenden Stuhlgang habe). Meine Eltern kommen retour. Ich übergebe meine Oma und fahre zum Arzt, welcher auf meinem Bauch herumtastet und mich ins Krankenhaus schickt. Na super, da war ich ja eh schon lange nicht mehr. Röntgen. Fazit: In einer Darmschlinge steckt ein Kotbrocken und deshalb kommt es zum Rückstau. Ich, und jetzt? Jetzt bleiben Sie erst mal hier und bekommen einen Einlauf. Na, wie schön (blöde Darmschlinge, scheiß Kotbrocken und überhaupt alles Scheiße).

Bei der Visite stehen fünf Ärzte um mein Bett und grinsen blöd, als sie mein Röntgenbild sehen. Ich hingegen finde das hingegen gar nicht lustig, eher demütigend, vor allem, weil ich gerade den Schlauch des Einlaufes in meinem Rektum habe. Sie meinen, na sie waren ja schon länger nicht mehr auf der Toilette. Ich - glauben Sie, sonst wäre ich hier? Na, in null komma nix ist alles erledigt, Sie sind bald erlöst. Ich fühle mich total beschämt, habe mittlerweile einen Drillingsbauch und mir ist zum Sterben übel. Zum Essen bekomme ich nichts, habe ohnehin keinen Hunger, weil die Nahrungsreste von sieben Tagen langsam in mir verfaulen. Solange Sie uns nichts geben, bekommen Sie von uns auch nichts, sagt die Schwester mit einem Lächeln auf dem Gesicht und verlässt das Zimmer. Dafür muss ich trinken und trinken und nochmal trinken, bis es mir zu den Ohren rauskommt. Der Einlauf bringt rein gar nichts, in meinem Bauch macht es zweimal blubb und das war es dann aber auch schon.

Ich gehe am Gang auf und ab, Stiegen rauf und runter, es tut sich nichts. Am Nachmittag kommt der Arzt und meint, ich soll jetzt DAS trinken, X – PREP. Klingt ja nicht schlecht. Sie werden sehen in ein paar Stunden ist alles vorbei. Ich bin brav und gehorche – ich trinke. Pfui Teufel! Aber was macht man nicht alles…Mittlerweile komme ich mir vor, wie eine Mutter, die auf die Geburt ihres Kindes wartet und gehe immer noch auf und ab. Bei jeder Runde rufen die Ärzte und Schwestern, immer schön brav trinken! Meine Motivation zu trinken nimmt allmählich ab, weil mir übler und übler wird, aber mein Darm immer noch keine Regung zeigt. Habe das Gefühl zu platzen, aua! Die Nacht verbringe ich in der Embryostellung und am Morgen übergebe ich mich gleich beim Aufwachen. Das geht eine ganze Weile so. Übergeben. Übergeben. Und irgendwann am Vormittag war es dann soweit… und es ist - ein Haufen Scheiße.

Vom Teufel besessen?

Mittlerweile machen sich alle meine Freunde Sorgen, beziehungsweise die, die noch da sind. Jeder gibt Tipps. Versuch doch das oder das, geh zu dem Arzt, der konnte mir helfen. Doch ich habe zu diesem Zeitpunkt bereits Akupunktur (bei einem Chinesen wurde mir sogar die ganze Fußsohle durchgestochen, so er oben reinstach und unten die Nadel wieder rauskam, uaaaah), Kinesiologie, Orthomolekulare Medizin, Osteopathie, TCM (wo ich so manches Kräutergebräu hinunter würgte), Physiotherapie, manuelle Therapie, Homöopathie und so ziemlich alle schulmedizinischen Richtungen hinter mir. Und diese Therapieversuche belasten natürlich alle furchtbar mein ohnehin nicht mehr vorhandenes Budget und außerdem habe ich die Nase gestrichen voll. Hätte ich mich vom Internisten vor zwei Jahren in die Psychiatrie einweisen lassen, hätte ich mir einen Haufen Geld erspart und wäre heute wahrscheinlich noch kaputter, als ich es jetzt bin. Nein – Moment – bin nicht mehr kaputt – ich arbeite konsequent an meiner Genesung!!!!

Jedenfalls bekomme ich von einer Freundin ein E-Mail, sie hat von einem Geistheiler gehört. Ob ich den nicht mal ausprobieren möchte, hat gute Erfolge erzielt und scheint seriös zu sein. Ich google mich halb zu Tode, stelle fest, dass man daran mit hoher Wahrscheinlichkeit nicht sterben kann und rufe diesen Menschen an. Nach 300 km Fahrt treffe ich auf einen Mann, Mitte siebzig, sehr wortkarg. Versuche möglichst ruhig zu sein. Sage nur Schwindel und er beginnt mit einer Wünschelrute herumzufuchteln. Ich muss mich ernsthaft zusammenreißen, damit ich keinen Lachkrampf bekomme. Aber als er dann einen Punkt auf meinem Oberkörper (kann mich nicht mehr erinnern wo) drückt und ich dann Drehschwindel bekomme, vergeht mir das Lachen gründlich. Als der Schwindel abebbt und ich wieder halbwegs zu mir komme, schickt er mich spazieren und sagt, ich soll in einer halben Stunde wieder kommen. Wieder bei ihm meint er, der Schwindel wird jetzt eine Zeit lang leichter sein, die Migräne auch, aber beides wird wiederkommen. So ist es auch. Ich bin noch einige Male dort. Im Wartezimmer sitzen Menschen aus halb Österreich, jeder mit seiner eigenen Geschichte und von der Schulmedizin bereits aufgegeben. Aber sie geben nicht auf. Sie suchen weiter. Bei einer Sitzung, als mein Schwindel besonders hartnäckig ist, checkt er, ob ich vom Teufel besessen bin. Also da wird es mir schon ein wenig anders, muss ich sagen, denn so genau will ich es ja gar nicht wissen. Man muss ja schließlich auch nicht alles wissen, ABER ich war – bin (Gott sei Dank) nicht vom Teufel besessen. Das wäre ja etwas für meinen Lieblingsinternisten gewesen.

Sehr geehrter Herr Doktor!
Zu meiner großen Freude darf ich Ihnen nun mitteilen, dass ich kein Fall für die Psychiatrie bin. Ich bin lediglich VOM TEUFEL BESESSSSSSSSEN!
Mfg Draxler

Sorry, nur ein kleiner Ausrutscher meinerseits. So, jedenfalls bin ich einige Male dort, aber als ich merke, dass es auch nur temporär hilft, fahre ich dann nicht mehr hin. Jedenfalls eine abgefahrene Erfahrung!

Tagebucheintrag vom 30.01.2006
Was soll dieser ganze Mist eigentlich? Ich dachte, ich hätte meine Lektion schon gelernt, aber anscheinend reicht es DIR noch immer nicht. Gut mal sehen, wer den längeren Atem hat.......

Doktor Pötschner hat mittlerweile wieder mal genug von meinen Zuständen und deshalb schickt er mich zu einem Neuroontologen, der mein Gleichgewichtsorgan ganz genau untersuchen soll. Nun, wenn ich gewusst hätte, was mich da erwartet, wäre ich erst gar nicht hingegangen. Es folgen stundenlange Schwindeltests, welche ich mit Elektroden verkabelt über mich ergehen lassen muss. Pendelblickfolgetest, Lagerungstests, Drehpendeltest, Rotationstests und jetzt kommt mein absoluter Liebling: nämlich die thermische Prüfung. Da wird einem Wasser ins Ohr gespült und es erzeugt Drehschwindel. Die anderen Tests sind vergleichsweise harmlos. Aber der knockt mich dermaßen aus, ich übergebe mich stundenlang danach noch und werde

gleich auf die Station verlegt und bestelle eine Infusion mit ganz viel Paspertin, wieder einmal.
Doch die Quälerei hat auch ihr Gutes. Wir wissen nach der Auswertung der Ergebnisse, dass ich eine Läsion des linken Gleichgewichtsnervs, sowie eine anlagebedingte Überreaktion auf Schwindelreize und ebenfalls eine halswirbelbedingte Schwindelproblematik habe. Na bitte, endlich mal Resultate! Von wegen Psychiatrie – Scheiß drauf!

Das Tempo der Seele

Die drei berühmten Fragen:

Wer bin ich?

Fragen Sie bitte meinen Therapeuten!!

Woher komme ich?

Na, aus der Vergangenheit.

Wohin gehe ich?

Geradeaus! Manchmal ein wenig wackelig – aber ich würde sagen, geradeaus! O.K. erwischt, mit einigen Umwegen und über einige verschneite Bergpässe - aber ich gehe und ich kann ja auch mal rasten, so zwischendurch. Nur zurückgehen, das wäre jetzt fehl am Platz. Also meine Antwort – ich gehe geradeaus!

Also gut, ich schreibe jetzt ein Buch – sage ich zu Frohnie! Sie sagt, jaja das hast du auch schon vor zwei Jahren gesagt. Darauf ich, naja ich muss ja auch Stoff für das Buch sammeln und mich seelisch darauf vorbereiten. Wobei wir beim Thema wären, die Seele!

Ich unterhalte mich also mit meinem inneren Kind – na, wie geht's dir so? Mein inneres Kind, so müsst ihr nämlich wissen, wurde von der Welt und natürlich von mir ziemlich vernachlässigt und nun bin ich dabei, sein Vertrauen wieder zu gewinnen, was gar nicht so einfach ist. Weil es immer so bockig ist und abblockt. Die Idee mit dem inneren Kind kommt von Klaus, meinem Therapeuten.

Klaus, meine Seele und ich. Mittlerweile ein eingeschworenes Team. Es ist gut zu wissen, dass es ihn gibt. Manchmal reicht das auch schon, manchmal reicht selbst das nicht.

Wir haben uns auf eine etwas unorthodoxe Art und Weise für eine Therapeut/Klienten-Beziehung kennengelernt und sind auch irgendwie Freunde, was es für mich um vieles einfacher macht, mich auf therapeutische Settings einzulassen, weil ich ihm einfach vertraue. Und mit ihm vieles bespreche, was ich mit einem „normalen" Therapeuten vielleicht nie besprechen würde. Wir sind bei vielen Dingen auf der gleichen Welle und ich muss nicht lange umschreiben, was ich wie meine, weil er es weiß. Andererseits, weil er mich kennt, fordert er mich natürlich auch. Manchmal ganz schön, was ich wiederum gar nicht so nett finde. An Tagen, an denen ich mich am liebsten augenblicklich für mindestens drei Monate in einen künstlichen Tiefschlaf versetzen lassen würde, sind die Therapiestunden ein Anker, an dem ich mich festhalten kann. Wenn ich den Therapieraum betrete und Klaus mich angrinst, obwohl ich so was von grantig bin, provoziert er mich natürlich noch mehr, bis ich sage, er kann jetzt runter vom Gas gehen, ich werde ihm zuliebe jetzt sicher keinen Wutanfall kriegen. Dann sitze ich wieder da und sage gar nichts, schmolle vor mich hin. In der Therapie kann ich zum Baby mutieren und es ist in Ordnung, dort muss ich nicht groß und stark sein. Ich muss erst lernen, die Masken fallen zu lassen, mich fallen zu lassen und zwar ohne Netz, doppelten Boden, Knieschoner, Sturzhelm und Matratze. Die wirklich großen Veränderungen sind bei mir ganz leise passiert, einfach so, nebenbei, ohne Trommelwirbel. Die Seele hat ihr eigenes Tempo und sie braucht Zeit. Auch wenn ich beschlossen habe, mich jetzt der Angst zu stellen, heißt das noch lange nicht, dass die Panikattacken sofort vorüber sind. Aber es ist ein erster Schritt. Selbstmordgedanken hatte ich nie (außer als Nebenwirkung von Tabletten) und warum sollte ich mich auch umbringen, ich wollte doch so viele Dinge machen und konnte nicht. Also lässt mich Klaus eine Liste schreiben mit hundert Dingen, die ich machen werde, wenn ich wieder gesund bin. Anfangs finde ich diese Hausübung total blöd und muss auf dem Weg nach Hause auf meine Mitbürger wie eine an Tourette-Syndrom Erkrankte, Durchgeknallte wirken und mir ist in der U – Bahn hie und da spontan zum Kreischen zumute. Doch während des Schreibens begreife ich, wozu diese Übung gut ist, nämlich um meinen Focus weg vom ewigen Kranksein zu bekommen. Da komme ich mir dann doch ein wenig sehr blöd vor, aber das gehört eben auch dazu.

Auch ist die Therapie für mich sehr hilfreich, wenn ich ferngesteuert von Medikamenten wie ein Dummy herumlaufe und meine Umwelt nur mehr halb wahrnehme und schon gar nicht mehr weiß, was jetzt noch ich bin und was die Medikamente auslösen. Bin ich jetzt so gereizt oder machen das die Medikamente? Ich kann mich nicht konzentrieren, auf nichts. Dann ist es morgens echt sehr hilfreich, wenn es jetzt Socken gibt, wo R und L draufsteht. Nein, aber im Ernst. Oftmals erkenne ich mich gar nicht wieder, bin zurückgezogen und will nur meine Ruhe haben. Und das Geräusch vom Zerknüllen einer Einkaufstüte schmerzt mich körperlich. Oder wenn jemand einen Apfel isst. Ich könnte ihn erwürgen!!!!

Alle wollen erleuchtet werden, doch niemand nimmt sich die Zeit dafür, sich selbst kennenzulernen. Denn nur, weil man drei Bücher vom Dalai Lama gelesen hat und Yoga betreibt, ist man noch keineswegs erleuchtet. Alle suchen sie nach einem Guru, der ihnen sagt, was sie tun sollen, damit sie glücklich sind. Aber mit sich selbst allein zu sein, lange mit sich allein zu sein, das können die Wenigsten. Das habe ich gelernt, daran lerne ich immer noch.

Ich mache Verträge mit mir selbst. Ich scheiße auf selbst auferlegte Levels. Beschließe, unbequem zu werden, nicht immer nur nett zu sein.

Als ich wieder einmal sehr mit meiner Situation hadere und mich wie ein sorgengeplagtes Etwas im Sessel vis–á-vis von Klaus herumwinde, fragt mich Klaus - warum bewirbst du dich eigentlich für Jobs, von denen du weißt, dass du sie niemals durchhältst? Weil ich arbeiten will. Weil ich dazugehören will. Ja, wenn es aber nicht geht, dann geht es eben nicht. Aber das ist fad. Ja, das kann ich mir vorstellen, aber ist trotzdem so. Ich schmolle wieder einmal.

Das genau ist mein Problem, ich will – aber ich kann nicht. In dieser Zerrissenheit befinden sich mein Körper und meine Seele. Geht es mir einmal drei Wochen halbwegs gut, schreibe ich sofort ein Bewerbungsschreiben, um spätestens beim Probetag festzustellen, dass ich das sowieso nicht länger als einige Wochen aushalten würde. Und bin dann froh, wenn ich eine Absage bekomme, um nicht selbst absagen zu müssen. Aber ich wollte doch etwas Großes aus meinem Leben machen und Dinge so viele erreichen…

Dann fragt mich Klaus, wenn du 90 Jahre alt bist, wovon würdest du deinen Enkeln erzählen, was wären die wirklich wichtigen Dinge in deinem Leben gewesen? Und ich muss mal wieder heftig grübeln.

Ich würde ihnen von meinen Reisen erzählen, von den Menschen, die ich auf Reisen kennengelernt habe, von der Gastfreundschaft, die ich erfahren habe, von den magischen Orten, die ich besucht habe. Von meinen Freunden, was wir gemeinsam erlebt haben, was uns verbunden hat (auch wenn es nur eine Zeitlang war), von der Leichtigkeit, die uns getragen hat. Ich würde ihnen erzählen, wie es ist, mit sich allein zu sein, sich selbst kennen zu lernen, den Weg zu sich zu finden, zu sich zu stehen. Ich würde ihnen von Schmerzen und Krankheit erzählen und dass das Leben auch so noch lebenswert ist, zwar mit Einschränkungen, aber lebenswert. Von meinen Klienten würde ich ihnen erzählen, von denen, die allein und auf sich gestellt in einem abbruchreifen Haus leben, im Winter frieren, kein warmes Wasser haben, aber dort nicht weggehen wollen, weil es ihr Zuhause ist. Von Sandy und Bonnie würde ich auch erzählen, dass sie immer da waren, einfach so. Auf oder neben meinem Bett gelegen haben in guten und in schlechten Zeiten. Von der Straudorfer Oma, da wüsste ich viel zu erzählen und von meiner Mama. Vom ersten Kuss und der ersten großen Liebe würde ich ihnen erzählen, von den Hormonen, die im Körper herumhüpfen und ein Chaos anrichten.

Da ich meine zukünftigen Enkel nicht überfordern möchte, stoppe ich an dieser Stelle und bin mal wieder um einen Sternenstaub klüger geworden. Ich muss meinen Kompass neu einstellen, die Richtung stimmt schon fast, die kleinen Abweichungen hie und da möchte ich aber noch korrigieren.

Allerhöchstwahrscheinlich würde ich mit Klaus überall hingehen, selbst ins Epizentrum meiner Seele, wobei ich glaube, da waren wir schon.

Im Übrigen bin ich der Meinung, jeder sollte einen Klaus haben.

Männer in Cis Moll

Ich habe einmal einen Frosch geküsst, einen richtig schönen grünen Laubfrosch, er hat ein bisschen wie der Froschkönig ausgesehen. Er ist auf unserer Terrasse im Garten gesessen. Ich habe ihn aufgehoben und wir haben einander angesehen. Und dann habe ich ihn geküsst. Mama hat nur den Kopf geschüttelt und gemeint, jetzt drehst du vollkommen durch. Es ist natürlich kein Prinz aus ihm geworden, ganz im Gegenteil, er hat mir auf die Hand geschissen und ist weggehüpft. Wahrscheinlich hat er jetzt auch noch den Schock seines Lebens und muss zum Froschtherapeuten.

Irgendwie sind wir doch alle gebrannte Kinder und in meinem Alter (ich spreche da von Mitte bis Ende dreißig) hat nun mal jeder schon seine Erfahrungen gemacht. Man lässt sich nicht mehr so Hals über Kopf in eine Beziehung ein, man wiegt genau ab, überlegt und ist vorsichtiger geworden. Man achtet auf Alarmsignale seines Bauchs, seines Kleinhirns und seines linken Knies und selbst wenn man auf sie hört, ist das noch lange kein Garant, dass man am Ende nicht wieder enttäuscht dasteht und sich denkt, habe ich das eigentlich wirklich nötig, ich kaufe mir jetzt einen Vibrator und bleibe allein.

Mittlerweile bin ich mit nicht mehr sicher, ob es wirklich für jeden Topf den dazugehörigen Deckel gibt. Nach wie vielen Fehlversuchen sollte ich es mir eingestehen, lieber allein zu bleiben? Während die meisten meiner Freunde, während ich mit meiner Krankheit beschäftigt war/bin, Familien gegründet haben, bin ich nun mit meiner Krankheit verheiratet. Soll ich nun dem Kranksein die Schuld für das Alleinsein geben, den Männern oder mir selbst? Oder ist es die Kombination aus allen dreien?

Klar ist es manchmal nicht einfach, aber nichts ist einfach, es ist nie einfach. Doch wenn man Fragen gestellt bekommt wie, was kann man denn mit dir denn überhaupt machen? Dann zweifle ich schon am Intellekt so manchen Homo sapiens und zwar an seiner emotionalen Intelligenz. Oder ist es ein Problem, wenn ich als Frau problemlos einparken kann, mir die Glühbirnen selbst wechseln, ein Billy Regal selbst aufbauen und im Notfall auch einen Autoreifen selbst wechseln kann? Und dabei auch noch ohne gröbere Verletzungen davon komme? Muss man als Frau heutzutage echt auf

Dummchen und Kleinkind machen, um bei Männern zu landen? Eigentlich dachte ich, es wäre von Vorteil für einen Mann, eine starke Frau an seiner Seite zu haben. Ja, das dachte ich. Ich brauche morgens keine drei Stunden im Badezimmer, zehn Minuten reichen auch, in den Spiegel muss ich nicht dauernd schauen, denn ich weiß ohnehin, wie ich aussehe. Schminke halte ich für ein unnötiges Accessoire, Chemie, das der Haut mehr schadet als hilft und verwende es nicht, selbst wenn Mann es gerne hätte.

Mich hat noch nie der Neid gefressen, wenn ich jemanden in einem Ferrari fahren gesehen habe oder in einer Dolce und Gabbana Kollektion an mir vorbei gehen (wobei ich die ohnehin nicht erkannt hätte), ich bin nicht so der materielle Typ. Nein, mir blutet das Herz bei ganz anderen Dingen, wenn ich von einer Freundin erfahre, dass sie schwanger ist, oder dass sie heiratet. Klar freue ich mich aus ganzem Herzen für sie, aber es tut trotzdem weh. Denn ich könnte für ein Kind niemals da sein, könnte ihm nicht die Aufmerksamkeit geben, die es braucht, es wäre purer Egoismus von mir, ein Kind zu bekommen. Alleinsein tut weit weniger weh als eine Beziehung, egal welcher Art, die nur darauf basiert, dass man nicht allein sein kann oder will. Darauf lasse ich mich nicht mehr ein.

Lernen fürs Leben

Da ich schon so lange im Krankenstand bin, bekomme ich kein Krankengeld mehr und muss nun um Berufsunfähigkeitspension ansuchen. Sehr fein, super Karriere! In der Pensionsversicherungsanstalt komme ich mir wieder einmal sehr schäbig und fehl am Platz vor, inmitten der wirklich „alten" Menschen, die dort um Pension einreichen. Doch ich habe keine andere Wahl, denn arbeiten kann ich beim besten Willen nicht. Bei den diversen Untersuchungen komme ich mir noch schäbiger vor, denn teilweise werde ich behandelt, wie..., dafür fallen mir gar keine Worte ein. Fragen wie, was machen Sie denn den ganzen Tag, ist ihnen nicht fad? (Ja klar, ich somatisiere ja auch aus Langeweile vor mich hin, schlucke Medikamente, weil ich mir gerne meine Organe kaputt mache). Oder, Sie wollen also nicht arbeiten? Sie wissen aber schon, dass Psychopharmaka keine Lösung sind? Werden gestellt und in fünf Minuten ist alles erledigt. Die vorgelegten Gutachten werden kopiert und kurz in Augenschein genommen, meine Version interessiert hier ohnehin niemanden.

Nach einigen Wochen kommt dann die schriftliche Benachrichtigung, abgelehnt – Sie haben das Recht zu klagen. Gut, ich klage. Es folgen wieder Untersuchungen bei unabhängigen Gutachtern, welche zwar keine ganz so erniedrigenden Fragen stellen, aber so wirklich in die Tiefe gehen diese Untersuchungen ebenfalls nicht. Ich frage mich heute noch, wie ein Arzt, der mich 10 Minuten sieht, besser beurteilen kann, ob ich arbeitsfähig bin, als meine Ärzte, welche mich seit Jahren begleiten, aber bitte. Monate später kommt es dann zu einer Gerichtsverhandlung, bei der festgestellt wird, dass ich nicht arbeitsfähig bin, zumindest für das nächste Jahr. Dieses Spiel spielen wir bis dato drei Mal und mit jedem Mal wird es zermürbender und anstrengender.

Optimistisch wie ich bin, rechne ich immer noch fest damit, dass ich eines Tages wieder arbeiten kann und mache in meiner „Pension" die Ausbildung zum Heilpädagogischen Betreuer, um dann bessere Chancen in der Berufswelt zu haben. Ab Februar 2006 gehe ich also für eineinhalb Jahre jeden Montag zur Schule. Yippie! Ich freue mich. Der Unterricht beginnt um acht und obwohl ich mich da meist noch im Aufwachstadium befinde, sitze ich bereits mit Bleistift und Notizblock bewaffnet und lausche gespannt dem Vortragenden. Die Klasse ist perfekt, die Kollegen ein

Traum. Ein bunter Haufen, alle möglichen Altersgruppen zusammengewürfelt, doch eines haben wir gemeinsam - unsere Liebe und Erfahrung im Umgang mit behinderten Menschen. Wir machen viel gruppendynamisches Arbeiten, um einander kennenzulernen. Ich sitze in der letzten Reihe, damit es nicht so auffällt, wenn ich auf meinem Sessel nicht stillhalten kann, weil mir so schwindlig ist. Neben mir sitzt Doris, anfangs kann ich rein gar nichts mit ihr anfangen und sie mit mir wohl auch nicht, doch mittlerweile sind wir seit sechs Jahren wirklich sehr gute Freunde. Vor allem das Miteinander-Lernen hat uns einander näher gebracht – nein, nicht das Voneinander-Abschreiben! Das Lernen macht mir Spaß, ich habe wieder eine Aufgabe. Meist halte ich zwar die Schultage nicht durch und gehe nach der Mittagspause nach Hause, aber das ist mir egal. Ich arbeite von zu Hause aus nach, sobald ich die Unterlagen bekomme. Mir ist es total unangenehm, den Unterricht schon zu Mittag zu verlassen und ich habe Angst, die Vortragenden würden das persönlich nehmen, so schleiche ich mich immer durch einen der vielen Nebenausgänge. Doch egal aus welchem Ausgang ich mich schleiche, immer treffe ich auf den Vortragenden. Mit einem kleinlauten guten Tag gehe ich weiter und hoffe, er würde mich im Unterricht nicht vermissen. Doris lacht mich immer aus und meint, wenn es dir schlecht geht, was willst du denn machen, es bleibt dir ja nichts anderes übrig, als nach Hause zu fahren, also take it easy!

Für ein Soziologie Referat erforschen Doris und ich „das Sozialverhalten von Pensionisten am Wiener Zentralfriedhof". Mit Fragebögen bewaffnet und mit Videokamera ausgestattet hirschen wir stundenlang am Friedhof herum und versuchen Personen zu finden, die Willens sind, mit uns zu sprechen. Wir bekommen sehr traurige, aber auch interessante Geschichten zu hören. Wir interviewen den Gräbergraber, der übrigens einen wirklich harten Job hat und obwohl er selbst tagtäglich Beerdigungen beiwohnt, es nicht schafft, die Gräber seiner eigenen Verwandten zu besuchen. Wir lernen Menschen kennen, die jeden Tag auf den Friedhof fahren, um ihre Verstorbenen zu besuchen, um mit ihnen zu reden und um soziale Kontakte zu knüpfen und zu pflegen. Man kennt sie hier, erzählt uns der Portier, sie kommen fast jeden Tag. Für andere ist es ein Halbtagesausflug, weil sie vom anderen Ende der Stadt kommen. Bei den Babygräbern verschlägt es uns die Sprache, wir gehen herum und können es kaum fassen, dass es so viele sind. Ganz kleine Gräber sind es. Meist haben sie nur einige Tage gelebt und auf den Gräbern befinden sich Engel und Windräder, Plüschtiere und andere Mitbringsel. In Stein gemeißelt steht geschrieben „bis zu den Sternen und zurück“. Wir sehen, fühlen, spüren, filmen, aber wir reden nichts, weil wir nicht wissen, was wir sagen sollen. Irgendwann sehen wir einander an und verlassen das Areal, um zu den Ehrengräbern weiterzugehen. Auf dem Weg dorthin treffen wir auf eine Frau, die sich wild gestikulierend darüber aufregt, dass man das Immergrün auf ihrem Grab verunstaltet hat und sie bittet uns das zu filmen, was wir natürlich auch tun. „Früher war sowieso alles anders“, erzählt sie uns „da war alles viel gepflegter, heute wird so viel gestohlen, das sind die Ausländer und bei der Beerdigung am Nachbargrab ist ihr Grab so stark in Mitleidenschaft gezogen worden, eine Frechheit.“ Nach einer Viertelstunde schaffen wir es, uns loszureißen und treten den Rückzug an. Vielleicht wird man so, wenn man jeden Tag auf den Friedhof kommt und die Pflege des Grabes vom verstorbenen Mann zum einzigen Lebensinhalt wird. Nun sind wir auf dem Teil des Friedhofes, wo Gedenktafeln und Kreuze aufgestellt wurden für die Menschen, die ihre Körper der medizinischen Forschung zur Verfügung gestellt haben. Unter einem Kreuz liegt ein Fußball, an einer anderen Stelle gehen zwei Kreuze ineinander und werden kunstvoll zu einem – ein Ehepaar. Doris und ich sind emotional schon ziemlich am Ende, wir sehen uns die Kreuze an, versuchen uns die Menschen vorzustellen, die sie einmal waren. Der Mann, unter dessen Kreuz der Fußball liegt, war sicher ein leidenschaftlicher Fußballer, vielleicht hat seine Frau manchmal mit ihm geschimpft, wenn er zu viel Zeit am Fußballplatz verbracht hat, anstatt mit ihr. So gehen wir weiter von Kreuz zu Kreuz. Es scheint eine Ewigkeit zu dauern, bis wir bei den Ehrengräbern angekommen sind, dort treffen wir auf einen sehr eigenartig gekleideten alten Mann, der uns über die Ehrengräber und die Geschichte des Friedhofes informiert. Er hat hier „Lieblingsgräber“, welche er regelmäßig besucht, das Grab eines Generales aus dem ersten Weltkrieg, die anderen habe ich leider vergessen und unser Akku ist aus, sodass wir nicht mitfilmen können. Das Referat und das Video sind ein voller Erfolg und wir bekommen eine Eins. Ich war seither nicht mehr auf dem Zentralfriedhof, vielleicht sollte ich einfach mal wieder hinfahren, es ist ein guter Ort.

Nun müssen wir ein Praktikum machen, super. Ich habe keine Ahnung, wie und wo ich jetzt auf die Schnelle einen Praktikumsplatz bekommen soll. Noch dazu müsste der sehr flexibel sein, weil ich ja Behandlungen habe und nur stundenweise arbeiten kann. Bisher habe ich hauptsächlich Erfahrungen mit Menschen mit geistiger Behinderung gemacht und ich kann mir beim besten Willen nicht vorstellen, mit alten Menschen zu arbeiten. Und wo bin ich gelandet? Genau, in einem Altersheim. Ich habe die Möglichkeit, bei den verschiedensten Therapiegruppen dabei zu sein. Bewegungstherapie, sowie Bastelgruppe und dann habe ich noch eine Dame zur Einzelbetreuung. Die Ergotherapie ist sehr lehrreich, denn man kann sich als junger, wenn auch körperlich teilweise recht eingeschränkter, Mensch gar nicht vorstellen, wie schwierig es für einen neunzigjährigen Menschen sein kann, fünf Minuten zu gehen oder sich zu bücken, einen Ball zu seinem Partner zu werfen oder diesen zu fangen. Welch immense Konzentration hierbei vom Körper und Gehirn verlangt wird. Die Bastelgruppe ist weniger lehrreich, nur insofern, dass auch hier wieder Intrigen á la Dallas und Denver Clan herrschen und wer nicht passt, wird passend gemacht oder gemieden.

Meine Klientin, welche ich zur Einzelbetreuung habe, ist, was soll ich sagen, genial. Woran es ihr mangelt, ist der soziale Kontakt zu jemandem. Ihr Ehemann liegt mit Morbus Alzheimer im Endstadium in einem anderen Pflegeheim und sonst hat sie niemanden mehr. Das kann ich mir gar nicht vorstellen, niemanden mehr zu haben. Also wirklich niemanden. So nehme ich sie einfach und wir gehen spazieren, auch wenn es nicht schnell ist – auch wenn es nicht weit ist (ich kann ja selbst auch nicht besonders schnell und weit), aber wir gehen. Wir sitzen gemeinsam auf der Bank in der Sonne und sie erzählt mir ihre Geschichte.

Sie wuchs im Armenviertel im zehnten Bezirk auf. Dort lebten zehn Personen in einem Zimmer. Als Gossenkind wuchs sie auf, die Familie war so arm, dass sie Pappkarton anstatt Schuhsohlen hatte. Unterernährung und Krankheiten prägten ihre

Kindheit. Drei ihrer Geschwister starben an TBC, zwei Brüder im Weltkrieg in Russland, zwei Geschwister kurz nach der Geburt. Der Vater stammte aus Ungarn und war ein „Pascha", der sich nicht um die Kinder kümmerte, lediglich um deren Zeugung.

Nach der Hauptschule wurde sie in die Fabrik arbeiten geschickt und lernte dort ihren ersten Mann kennen, von dem sie schwanger wurde. Daraufhin wurde sie von ihrer Familie gezwungen, ihn zu heiraten. Die Ehe hielt nur wenige Jahre und der Sohn kam mit 18 bei einem tragischen Unfall ums Leben.

Wenige Jahre später lernt sie dann ihren jetzigen Mann kennen, mit dem sie bis zu seiner Erkrankung eine gute, glückliche Ehe führte. Als sie dann beide in Pension waren, entschieden sie sich für den Umzug in das Pensionistenwohnheim.

Während ich so dasitze und ihr zuhöre, kann ich kaum nachvollziehen, wie es ist, wenn alle Verwandten und die Freunde schon gestorben sind und man ganz allein ist. Lediglich einige oberflächliche Kontakte im Wohnheim noch vorhanden sind. Wie fühlt sich das an? Ich bekomme Angst. Und habe Respekt vor dieser Frau. Sie erzählt von ihrem Leben mit einer Leichtigkeit, als wäre es ein Spaziergang gewesen, es scheint mir alles andere gewesen zu sein. Der Zustand ihres Ehemannes verschlimmert sich nun rapide und als er verstirbt, ist es fast auch ein wenig Erleichterung für sie. Beim Begräbnis lässt sie für ihn Schuhmann's „Träumerei" von einem Geiger spielen, ich weiß nicht, wer von uns beiden mehr weint. Bei diesem Praktikum habe ich jedenfalls sehr viel über das Leben gelernt. Die Besuche bei der Dame habe ich ehrenamtlich noch ein Jahr weitergemacht, und bis zum heutigen Tag haben wir regelmäßig Kontakt.

Ausweitung der Operationszone

Ein Bekannter, welcher gute Kontakte zu der Uni Klinik Innsbruck hat, meint, ich soll doch einfach einmal eine zweite Meinung von einer Neurologischen Klinik einholen und er würde mir da weiterhelfen. Also ja, warum nicht Innsbruck, soll ja sehr schön sein dort. Als es so weit ist, habe ich natürlich voll die Panik vor dem Zugfahren (habe ja für das U – Bahnfahren schon Ewigkeiten gebraucht, da ich teilweise bei jeder dritten Station zum Luftholen mal an die Oberfläche musste). Ich sende mindestens dreihundertvierundsiebzig Stoßgebete zum Himmel, damit ich diese Zugfahrt überlebe und rechne mir aus, wie lange ich für die Fahrt brauchen würde, wenn ich an jeder Haltestelle aussteige. Ich verwerfe alles jedoch wieder, beschließe, tapfer zu sein und einfach bis Innsbruck sitzen zu bleiben – komme, was wolle. Versuche mich abzulenken, indem ich die Rehe auf der Strecke zähle (zwischen St. Pölten und Linz gibt es übrigens die größte Rehdichte), Musik höre und versuche zu schlafen. Ich unterdrücke sämtliche aufkommende Angstzustände und Heulanfälle und als wir endlich in Innsbruck sind, will ich nur noch ins Hotel, welches sich nur unweit von der Klinik befindet. Am nächsten Tag ist es soweit. Mein Termin naht. Ich bin nervös, doch dann geht es auch schon los. Der Professor dort untersucht mich von oben bis unten, sieht sich meine Befunde an und bietet mir danach an, mich zur Schmerzbehandlung für eine Woche stationär aufzunehmen. In dieser Woche bekomme ich neue Medikamente, Infiltrationen, Physiotherapie, Biofeedbacktherapie. Und erst einmal geht es mir wieder schlechter. Vom Psychischen mal ganz abgesehen, allein in Innsbruck – das Handy glüht. Aber dann nach und nach wird es besser. Wir setzen die Infiltrationen, die Physiotherapie und die Biofeedbacktherapie ambulant fort und siehe da, es wird besser. So fahre ich also alle drei Wochen für drei Tage nach Innsbruck, miete mich in einer Pension ein und mache meine Behandlungen. Manchmal ist es so anstrengend, dass ich ohnehin die meiste Zeit nur auf meinem Zimmer verbringe. Andere Male geht es mir wieder etwas besser und ich sehe mir Innsbruck an. Meine Physiotherapeutin Doris ist eine große Stütze und sie zeigt meiner Halswirbelsäule, wer die „Frau im Haus“ ist. Sie gibt mir Übungen für Zuhause auf und sie hat Daumen, die wie geschaffen sind für diesen Beruf, weil an ihren Kuppen so richtig kleine Schaufeln haben. So geht es fast zwei Jahre, bis diese Behandlung aus bürokratischen Gründen abgebrochen werden müssen. Was hab ich auch erwartet?

Ab in den Süden

Da ich nun perfekt Zugfahren kann, beschließe ich im Sommer einfach mal für eine Woche nach Grado zu fahren, wobei diese Idee - wie ich beim Besteigen meines Waggons merke - ebenfalls halb Wien und Umgebung hat. Der komplette Zug ist bis auf den letzten Sitzplatz ausgebucht. Ach, wie schön, vorwiegend Familien mit mindestens zwei Kindern, damit es während der Fahrt auch richtig zur Sache geht. Und prompt kommen etwa zehn Minuten nach Verlassen des Bahnhofs die Fragen, ob es denn noch lange dauern würde, bis wir da sind. Ich beschließe, erst einmal zu frühstücken und als ich beginne, mein Frühstück auszupacken, meint der Herr neben mir, ich soll gefälligst leise sein. Da ich glaube falsch gehört zu haben, esse ich gemütlich weiter bis ER sagt, ich soll aufhören mit dem Papier zu rascheln. Daraufhin erkläre ich ihm höflich, dass ich leider ohne das Papier zu berühren nicht an mein Käseweckerl komme (und da ich schon an der Grenze zur Unterzuckerung bin, muss ich mich sehr zusammennehmen). Er hat auch mein vollstes Mitgefühl, wenn er sich durch den von mir produzierten LÄRM belästigt fühlt, aber es ist mir eigentlich auch ziemlich egal. Er steht auf und geht. Ich esse weiter.

Nach und nach werden die Kinder unruhig, formieren sich zu Gruppen, hüpfen, krabbeln und tanzen lautstark durch den Waggon. Machen Schlachten mit Popcorn und schießen einander mit Papierfliegern ab. ER sitzt inzwischen wieder neben mir und beschwert sich beim Schaffner über den Kinderlärm. Feindselige Blicke richten sich gegen ihn, nun hat er den ganzen Waggon gegen sich. Gegen Papiersackerllärm ok, aber gegen unschuldige Kinder, das ist ein absolutes No Go! Den Rest der Fahrt lässt er sich jedenfalls nicht mehr blicken. In Udine angekommen merke ich, dass Österreich, was Rolltreppen betrifft, ein doch sehr fortschrittliches Land ist und schleppe meinen Trolly, der halb so groß ist wie ich, treppauf treppab und das mehrere Male. Und während sich in Wien mindestens ein männliches Wesen meiner beim Tragen erbarmt hätte, stehen in Italien die etwas machoiden Männer mit einem angedeuteten Grinsen an der Seite und sehen zu, wie ich mich abrackere. Nicht einmal der Taxifahrer hilft mir beim Einladen in den Kofferraum. Meine Pension ist eine Insel der Ruhe mit schattigem Garten und Selbstversorgerküche. Lesen, chillen, schlafen, lange Strandspaziergänge und sonst nichts werde ich hier tun. Ich benütze den Strand als meinen privaten überdimensional großen Zengarten und das sieben Tage lang. Wenn es mir schlecht geht, lege ich mich einfach in den Garten und schlafe. Bis auf guten Morgen und guten Abend kommt man mit den anderen Gästen nicht viel ins Gespräch, doch das stört mich nicht sonderlich, ich bin mir momentan selbst genug und genieße es. Beim Morgenspaziergang treffe ich jeden Tag einen Rollstuhlfahrer, der mir seine Liebe erklärt und am dritten Tag gehen wir etwas trinken. Soweit ich ihn verstanden habe, macht er dort eine Reha nach einem Autounfall und es geht ihm schon viel besser. Am Tag vor der Abreise kommt auch seine Frau mit auf einen Drink, da sie gerade zu Besuch ist. Von wegen große Liebe, ja so sind sie halt die Italiener. Die Heimfahrt verläuft wie im Fluge, da ich einen echten Venezianer als Sitznachbarn habe, welcher mir viel über die Stadt erzählt. Über das Hochwassersystem, wie alle per SMS verständigt werden und wie hohe Gummistiefel man in welchem Stadtteil benötigt. Man ist von jedem Teil der Stadt spätestens in zehn Minuten per Boot in einem Krankenhaus und der Karneval nur noch ein billiger Abklatsch von früher. Während wir so dahin reden, wird es immer wärmer und wärmer im Zug, bis die Klimaanlage total ausfällt. Dann wird es immer ruhiger, weil keiner mehr die Energie hat, sich zu beschweren oder irgendetwas zu sagen. Man transpiriert leise vor sich hin und hofft, dass der Zug einfach nur ganz schnell den Endbahnhof erreicht.

Glücksfall

Nachdem die Behandlungen in Innsbruck nicht mehr durchgeführt werden können und ein weiterer Arzt aufgegeben hat, sitze ich wieder einmal alleine da, Juli 2008. Ein weiterer Versuch gescheitert, eine weitere Theorie zunichte gemacht und mein Sparkonto um einige hundert Euro ärmer. Ach, was ist mein Körper doch hartnäckig! Bevor er mich jedoch endgültig mit den Worten, ich kann leider nichts für Sie tun, entlässt, meint er noch, ich könnte doch noch eine Atlastherapie nach Arlen versuchen, vielleicht hilft mir ja das.

Erste Phase - Trauer und Enttäuschung, dauert einige Stunden. Zweite Phase – ihr könnt mich doch alle mal, dauert drei bis vier Stunden. Dritte Phase – ich werfe die Suchmaschine an und lese mich in das Thema Atlastherapie ein. Am nächsten Tag rufe ich ihn an, meinen neuen Arzt, nicht gerade ums Eck, aber das waren sie ja noch nie. Bereits beim ersten Gespräch am Telefon habe ich das Gefühl, dieser Mensch weiß genau, wovon ich spreche. Wir vereinbaren also einen Termin. Denn was ich jetzt ganz dringend brauche, ist jemand, der mich versteht und der mich ernst nimmt und ich irgendwie spüre ich, dass ich dort Hilfe bekommen werde.

Nach einem ausführlichen Gespräch sage ich dann noch schnell, weniger ist bei mir mehr, und wir beginnen. Doc Ocenasek ist zwar versucht, mehr zu machen, belässt es aber bei der Mini-Dosis. Ich weiß nicht, wieso, aber von Anfang an fühle ich mich bei ihm gut aufgehoben und ernst genommen. Ich fahre nach Hause, bin klinisch tot und siehe da, am nächsten Tag geht es mir irgendwie besser. Gut, nächster Termin, gleiches Spiel – wobei es mir am nächsten Tag total mies geht und es bleibt unbeständig. Mein Puls rast ist bei 125, ich schwindle vor mich hin. Der Doc hat doch gesagt, ich soll ihn anrufen, wenn ich etwas brauche. War das jetzt eine Floskel? Immerhin ist heute Sonntag. Mhm...ich rufe an. Er hebt nicht ab. Eine Stunde später kommt der Rückruf, na wie geht's? Ich bin erst mal erstaunt, dass ich überhaupt einen Rückruf bekomme und dann schildere ich grob meine Situation. Er meint, spannend. Ich finde es nicht so spannend, aber es entspannt mich, dass er es spannend findet. Dann klären wir, welche Medikamente ich habe und machen einen Plan. Wenn es morgen nicht besser geht, dann melden Sie sich wieder.

So läuft es nun mittlerweile seit fünf Jahren – ich fühle mich gut aufgehoben und bestens betreut, besser als von meinem Hausarzt um die Ecke. Es ist mir wichtig, dass meine Ärzte Bescheid wissen und ihre Meinung sagen. Auch wenn ich manchmal wahrscheinlich nerve, weil ich von drei Ärzten mindestens acht verschiedene Meinungen und Diagnosen bekommen habe und mein Hirn nur noch ERROR sagt. Dann ist es notwendig, jemanden zu haben, der einem auch die Zusammenhänge erklärt und hilft, eine Entscheidung zu treffen.
Es ist schwierig so eine "Beziehung" zu beschreiben, vor allem, wenn die jahrelange Suche nach der richtigen Behandlung so ausgelaugt und enttäuscht hat. Doch jetzt ist plötzlich Hilfe da, kombiniert mit einem Arzt, der auch ein ganz lieber Mensch ist. Manchmal läuft einfach der Schmäh während der Behandlung oder es ist schon alles wieder halb so schlimm, nur weil ich dort sitze und weiß, ich bin jetzt da.
Glücksfälle sind selten, aber es gibt sie.

Der Lauf des Lebens

Nur weil man chronisch krank ist, schont einen das Leben auf anderen Ebenen nicht. Im Dezember 2008 geht es meiner Oma immer schlechter und schlechter, sie ist lange Zeit im Krankenhaus, bis sie schließlich entlassen wird, weil die Ärzte ihr nicht mehr helfen können. So verbringt sie dann die letzten Tage ihres Lebens zu Hause und meine Eltern, mein Bruder und ich haben rund um die Uhr zu tun, damit sie es halbwegs angenehm hat. Eine Woche nach ihrer Entlassung aus dem Krankenhaus stirbt sie, während meine Mama und ich bei ihr sind. Sie sagt noch, legt mich doch zurück ins Bett und dann kommt nichts mehr. Meine Mama holt die Ärztin, ich lasse den Sauerstoff noch laufen und sitze mit meiner toten Oma im Zimmer. Eigentlich komisch, das war es, so geht sterben? Einmal noch tief Luft holen und dann nichts mehr?

Als ich mich einigermaßen von den ganzen Ereignissen erholt habe, kommt ja schon bald Weihnachten. Also verspreche ich Hermi, einer Klientin von mir, der ich während meiner Krankheit Besuchsdienste abstatte, ein wunderschönes Weihnachtsfest, mit ganz vielen Geschenken.

Hermi war eine ziemlich geniale Frau. Sie war geistig behindert und wurde von ihren Geschwistern nach dem Tod der Mutter entmündigt und ins Pflegeheim abgeschoben. Besucht wurde sie dort freilich fast von niemandem. Mit fast sechzig Jahren aus der gewohnten Umgebung gerissen, dauerte es lange, bis sie sich im Heim einlebte. Ihre Schwester kam sie ab und zu besuchen, dann erzählte sie ihr immer, dass sie ja nicht normal sei und wie dick sie, im Gegensatz zu ihr, geworden sei. Frau Hermi war nach diesen Besuchen oft sehr aufgewühlt und zog sich dann in ihr Zimmer zurück, wo sie Dampf abließ, indem sie einfach schrie. Die Schwester brachte ihr auch immer ein Stück Kuchen mit, den billigen aus dem Supermarkt, der eigentlich nach gar nichts schmeckte und einen Saft. Hermi wollte diesen Saft nicht und auch den Kuchen wollte sie nicht, die Schwester sagte, na, jetzt iss ihn doch, ich bin ja eh die Einzige, die dich noch besuchen kommt. So aß Hermi den Kuchen und trank den Saft.

Als ich Hermi kennenlerne, sitzt sie bereits im Rollstuhl. Sie begrüßt mich und ihre Sachwalterin mit den Worten „hast du mir eine Freundin mitgebracht?“. Nun, die

Freundin bin ich, und ich besuche Frau Hermi jede Woche ein- bis zweimal. Wenn ich bei ihr anklopfe, höre ich immer, wer ist da? Die Zimmertür ist versperrt und so muss ich eben warten, bis ich hereingelassen werde.

Die erste Frage – Was machen wir heute? Ich mache diverse Vorschläge, ins Kaffeehaus gehen, etwas spielen, spazieren gehen und einfach miteinander reden. Wir entscheiden uns anfangs eher für‘s Kaffeehaus und Hermi erzählt mir, wie es ihr geht und was sie gerne einmal machen möchte. Dann teilt sie mir mit, dass sie gerne einmal wieder auf die Pfingstwahlfahrt fahren würde. In der Nähe des Pensionistenwohnheims ist immer am Pfingstmontag eine Dekanatswahlfahrt mit Blasmusik und vielen Menschen. Die Kirche steht auf einem kleinen Hügel, und rund herum sitzen überall Menschen und feiern den Gottesdienst gemeinsam. Nun gesagt – getan – ich hole Frau Hermi ab und es geht los.

Ich traue meinen Augen und Ohren nicht, Frau Hermi kennt dort Gott und die Welt, nennt alle ihre Bekannten beim Namen und spricht nach dem Gottesdienst mit vielen Menschen. Sie ist so glücklich und ich sehe wieder einmal, mit welch kleinen Dingen man Menschen Freude bereiten kann. Überglücklich kommen wir nach Hause. Hermi erzählt den Schwestern mit leuchtenden Augen, wo sie gewesen ist und fährt mit dem Rolli in ihr Zimmer.

Im Laufe der Zeit kommen wir uns immer näher, sie vertraut mir viele Dinge an, erzählt mir von ihrer Familie, vom Leben im Heim. Ich frage sie, ob sie denn nicht mehr gehen könne, denn das im Rolli Sitzen ist eigentlich mehr Resignation als Behinderung. So versuche ich, sie zum Gehen zu motivieren, gemeinsam mit den Schwestern, aber es gelingt uns nur schrittweise, sie zum Gehen zu bringen, die Angst siegt aber und sie bliebt leider im Rollstuhl.

So gehe ich also einkaufen, ich kaufe Malstifte, Malbücher, Kartenspiele, Memory und ein Stofftier, sie liebt Stofftiere. Dann sitze ich zu Hause und packe die ganzen Geschenke ein und stelle mir dabei die großen Augen von Frau Hermi unterm Weihnachtsbaum vor. Einen Tag vor Weihnachten ruft mich die Stationsschwester an und teilt mir mit, dass Frau Hermi in der Nacht gestorben ist, einfach so.

Entzug

Zu Beginn des Jahres 2009 habe ich nur noch Migräne, fast täglich, halte die Kopfschmerzen nicht mehr aus. Versuche, ohne Migränetabletten – sogenannte Triptane – klarzukommen, aber das geht gar nicht. Übelkeit, bei der kleinsten Anstrengung kommt sofort Kopfschmerz, dazu ein Druck im Kopf, der mir ein Gefühl eines Ballons kurz vor dem Zerspringen gibt. Mein Kopfpolster fühlt sich hart wie Beton an. Von der Einnahme der vielen Triptane kommt dann noch ein Abhängigkeitskopfschmerz - hurra, das Roulette ist komplett! Was tun?

Bisherige Medikationsversuche:
Dogmatil, Sibelium, Inderal, Betaserc, Saroten, Citalopram, Topamax, Xanor, Trittico, Venlafaxin, Tonopan, Naproxen,

Ziemlich kaputt und total ausgelaugt komme ich in der Kopfschmerzambulanz des AKH bei Herrn Prof. Wöber an. Er meint, da gibt es nur eines, neues Einstellen der Medikamente. Also vorher Ausschleichen der bisherigen Medikamente und als Akutmaßnahme eine Hirnnervenblockade mit Kortison. Mhm, also Blockieren der Hirnnerven wäre jetzt nicht meine erste Wahl gewesen, aber anscheinend habe ich jetzt keine andere. Ich stimme zu. Schleiche meine heiß geliebten Citalopram aus. Und bekomme die erste Injektion in die Hirnnerven.
Es fühlt sich jetzt nicht besonders flashig an, ABER das Folgende. Nämlich ich kann die nächsten zehn Tage nicht mehr schlafen. Das Kortison ist anscheinend ein wenig zu wirksam und so laufe ich die nächsten Tag und Nächte auf und ab und auf und ab. Egal, was ich tue, ich kann keinen Schlaf finden. Manchmal schlafe ich für eine halbe Stunde ein, doch nur um danach wieder hellwach im Bett zu liegen. Ich lese in dieser Zeit sehr viele Bücher, zumindest die ersten Nächte. Dann wird es schon etwas schwieriger, weil ich mich vor Müdigkeit nicht mehr konzentrieren kann. Ich bin so gereizt und fertig, dass ich des Nächtens Bücher zerfetze und gegen die Wände donnere und mir Schreiduelle mit dem Autobus liefere, weil ich den Lärm einfach

nicht mehr aushalte. Gut, nun habe ich zwar keine Kopfschmerzen mehr, ABER dafür kann ich nicht schlafen. Hätten Sie lieber die Pest oder die Cholera?
Irgendwann an Tag sieben oder acht, rufe ich dann Prof. Wöber an und klage ihm mein Leid. Er meint, ich soll es mit Trittico versuchen, na nie im Leben, ihr könnt euch doch noch an meine Trittico Session erinnern?? Wir einigen uns auf Halcion, ein Benzodiazepinderivat, auch Schlafmittel genannt. Das beamt mich einfach weg, saugt meinen Körper und Geist einfach in ein schwarzes Schlafloch, ABER ich habe so fürchterliche Albträume, dass ich lieber dreißig Tage nicht schlafe, anstatt dieses Medikament nochmal zu nehmen. Den ganzen Vormittag sitze ich, benommen von dem Albtraum, im Wohnzimmer und versuche, in der Realität Fuß zu fassen. Aber ich habe geschlafen und mein Körper konnte sich ein wenig ausruhen. Nach zwei Wochen hat sich mein Schlafrhythmus dann wieder halbwegs im Normbereich angesiedelt, ABER da sehe ich dann aus wie eine Mischung aus Michelinmännchen und pubertierende Halbwüchsige. Aufgeschwemmt durch das Kortison und verziert mit einer feinen Steroidakne, mhm lecker. Aber ich kann schlafen UND habe keine Kopfschmerzen!
Als dann die letzten Reste vom Citalopram aus meinem Körper raus sind, geht es richtig los. Der Schwindel ist so stark, ich kann kaum noch gehen. Kann nur noch liegen, sitzen geht auch nicht mehr, der Supermarkt um die Ecke ist wieder in unerreichbare Ferne geraten. Der Chinese und sein Lieferservice bekommen ihren fixen Speicherplatz im Telefon. Ich liege den ganzen Tag und versuche irgendetwas zu tun, um dem Schwindel Herr zu werden, aber es gelingt mir nicht. Was ich auch tue, ich kann nur kurz sitzen oder stehen und gehen. Selbst Duschen oder Essen wärmen ist schon am Limit. So liege ich da, höre Entspannungsmusik, mache autogenes Training, versuche es mit Lesen und Fernsehen. Ich weiß nicht, ob das jetzt die Entzugserscheinungen vom Citalopram sind oder der Migräneschwindel, der ohne Citalopram wieder wesentlich stärker geworden ist, oder eine Mischung aus beidem – ich weiß gar nichts mehr. Zu diesem Zeitpunkt will ich eigentlich auch gar keine neuen Psychopharmaka mehr nehmen, wegen der Gewichtszunahme und all den Nebenwirkungen. Doch nach drei Wochen mit diesem absolut außer Kontrolle

geratenen Schwindel nehme ich dankend die neuen Medikamente von Prof. Wöber an. Ein Antiepileptikum Topamax und ein Antidepressivum Efectin, diese Kombination ist die wirkungsvollste bei einer schweren Migräne. Auch Dr. Halmagyi schlägt diese Kombination später vor.

Mittlerweile ist es Ende März, bin wieder einmal recht erschöpft, doch endlich beginnen die beiden Medikamente schön langsam zu wirken. Der Schwindel beruhigt sich wieder. Die Migräne ist zwar wieder da, doch lange nicht so heftig wie zu Beginn des Jahres. Während mein Körper mit Entzug und Medikamentenumstellung beschäftigt ist, muss auch noch mein Umzug organisiert werden, denn ich habe mich dazu entschlossen, mit meinem Freund zusammenzuziehen. Eine komplett neue Situation, ein völlig neues Leben, welches mich erwartet. Wie wird das wohl werden? Ich kann es euch gleich sagen, es ist mehr als mühsam. Das Zusammenleben stellt sich mehr als WG als eine Beziehung dar und am Ende habe ich dadurch eigentlich nur Stress, Unkosten und Mehrkosten. Anfang April ziehen wir zusammen, Ende August zieht er aus, Ende Oktober ich.

In dieser Beziehung lerne ich viel, sehr viel für mich. In dieser Zeit bin ich nur heilfroh, wieder einen Platz für mich zu haben, an dem ich zur Ruhe kommen und für mich sein kann. Schlafen, wenn es mir nicht gut geht, ohne mich ständig erklären zu müssen. Einfach sein können.

Parallel zu den schlimmen Schmerzen denke ich mir Anfang des Jahres, irgendwie – irgendwas muss ich tun, um meinen Körper wieder ein bisschen mehr fit zu bekommen. Da die meisten Sportarten nicht in Frage kommen, bleibt „das Gehen“. Ich kaufe mir einen Schrittzähler und es kann losgehen. Mit drei Kilometern täglich beginne ich. Anfangs ist das echt total mühsam, doch ich bin sehr diszipliniert, wenn ich abends meine Kilometeranzahl nicht beisammen habe, ziehe ich mir nochmal meine Schuhe an und gehe noch eine Runde um den Block, bis ich sie erreicht habe. Nach und nach kann ich die täglichen Einheiten steigern und so bleibt das Minimum dann bei fünf Kilometern täglich. Manchmal, wenn es mir gut geht, sind es auch sieben oder acht Kilometer.

Mein Ziel ist es, Anfang Juni beim Frauenlauf die fünf Kilometer Distanz bei den Walkern mitzugehen und bitte, bitte, bitte nicht als Letzte ins Ziel zu kommen. Am Morgen des besagten Tages habe ich wieder einmal Migräne deluxe, übergebe mich mehrmals und mein Freund meint, ähm magst dich nicht einfach wieder hinlegen. Nix da, Migränetabletten rein, Paspertin auch noch und ab geht es. Es ist einer dieser drückend schwülen Junitage, an denen man ohnehin schon schwer Luft bekommt. Aber ich will da mitmachen, für mich ist das jetzt einfach ganz wichtig. Am Gelände angekommen, gemeinsam mit etwa 20.000 anderen laufwütigen Frauen, mache ich mich auf den Weg zum Startblock und habe, dort angekommen, mein Tagespensum von fünf Kilometern bereits erreicht. Relativ k.o. hänge ich dort rum und bin der Pharmaindustrie wieder einmal sehr dankbar für die Erfindung diverser Medikamente und stolz auf mich, weil ich schon lange nicht mehr gekotzt habe.
Als wir endlich starten dürfen, pushe ich mich mit meinem mp3-Player und den Beats von den Sex Pistols, den Beasty Boys, den Toten Hosen, Rammstein und noch einigen anderen Bands dieses Genres. Ich versuche, einfach im Beat mitzumarschieren, doch nach dem zweiten Kilometer geht mir die Luft aus, wie einer Gummiente nach zu intensivem Sonnengenuss. Ich sehe alles verschwommen, der Kopf hämmert zum Zerspringen. Das wäre eigentlich der Punkt, wo ich mich am liebsten zum Sterben ins Gras legen würde. Aber nein, ich marschiere natürlich weiter. Irgendwie halt. Ich nehme recht wenig wahr. Zwischen Kilometer zwei und vier habe ich irgendwie einen Filmriss. Da sind nur das Atmen, das Trampeln der anderen, dumpfe Zurufe der Zuschauer am Rand und die Tafeln mit den Kilometeranzeigen. Doch dann bekomme ich eine kalte Dusche von der Feuerwehr oder sonst irgendjemandem mit Wasserschlauch, das rettet mich und den letzten Kilometer schaffe ich dann wieder bei halbwegs klarem Bewusstsein. Also dann ab ins Ziel, das ist natürlich auch verschwommen, ist mir aber egal. Hauptsache es ist da – ich bin da! Ich bekomme eine Rose und eine Medaille. Ich bin so stolz, obwohl es mir so schlecht geht, habe ich es geschafft und ich war nicht die Letzte. Oh yeah!
Als mein Freund mich findet, meint er, wo warst du denn so lange, es waren ja schon fast alle im Ziel und ich hab dich schon ein paarmal angerufen. Nicht einmal diese

Bemerkung kann meine Euphorie dämpfen. Anschließend schleppe ich mich nach Hause, lege mich ins Bett und schlafe erst mal drei Stunden in komatösem Tiefschlaf. Der nächste Tag ist auch noch ziemlich mühsam, dieser Selbstversuch war wiedermal ein wenig zu anstrengend für meinen Körper. Aber für mein Ego war er ziemlich gut. Manchmal muss das einfach sein.

Tagebucheintrag vom 07.06.2009
Ich weiß nun, dass ich einen Marathon mit ziemlicher Wahrscheinlichkeit nicht überleben würde, ABER ich kann 5km (für mich) ziemlich schnell zurücklegen, ok es geht mir danach beschissen, aber hey...ich kann...

Nächstes Ziel der „night run" Anfang Oktober. Da will ich meine Zeit unterbieten. Und es gelingt mir auch. Sogar um ganze sieben Minuten. Es geht mir auch wesentlich besser, weil an dem Tag die Migräne nicht so stark ist. Run, Bella, run!

Tagebucheintrag vom 06.10.2009
Na bitte!

Besuch aus Australien

Dr. Pötschner ist der beste HNO überhaupt, eigentlich „nur" ein ganz normaler Kassenarzt, aber einer, der auch nicht aufgibt. Einer, der mich seit meinem ersten Hörsturz begleitet. Der Tacheles spricht, wenn es drauf ankommt und den mein Zustand mindestens genauso ankotzt wie mich selbst. Jedenfalls meint er bei einer unserer „Dates", er hat neulich einen Vortrag von dem „Schwindelpapst" schlechthin gehört. Den könnten wir ja mal anschreiben, da wir ja mehr oder weniger therapiemäßig momentan ziemlich anstehen.

So setzen wir uns zusammen und übersetzen meine Krankengeschichte auf Englisch (welcher Arzt macht das denn bitte in seiner Freizeit?) und mailen sie nach Australien. Es dauert gar nicht lange und wir bekommen ein Antwortmail, in dem Dr. Halmagyi einige Untersuchungen vor allem CT´s und MRT´s fordert. Die Bilder lassen wir auf CD ROMS spielen und schicken sie ihm. Der Schriftverkehr geht hin und her und wir tauschen uns aus, also vor allem die Ärzte. Und ich komme aus dem Staunen gar nicht mehr heraus, weil sich da ein Arzt am anderen Ende der Welt so viel Zeit für mich nimmt.

Eines Tages bekomme ich ein Mail von Dr. Pötschner, ich soll mir einen bestimmten Tag im Juli freihalten, weil Dr. Halmagyi einen Vortrag in Europa hat und sich während der Zwischenlandung in Wien gerne mit mir treffen möchte. Ich kann mein Glück kaum fassen. Einen Tag vorher bekomme ich eine Mail mit seiner Handynummer und der Bitte, mich am nächsten Tag gegen Mittag bei ihm zu melden. Völlig unkompliziert vereinbaren wir ein Treffen in seinem Hotel und unterhalten uns fast drei Stunden über meine Krankheitsgeschichte. Er sieht sich alle Befunde und Röntgen an und für ihn ist es anschließend klar, dass ich an einer vestibulären Migräne leide. Dr. Pötschner hat diesen Verdacht schon geäußert, aber ihn nochmal bestätigt zu bekommen und das von diesem Arzt, ist für mich äußerst wichtig. Er erzählt mir, dass er viele solcher Fälle kennengelernt hat, wo die Menschen total verzweifelt sind und nicht mehr weiter wissen. Gut, was nun? Also im Prinzip kann man da nur mit Medikamenten arbeiten. Ein bestimmtes Antiepileptikum und ein bestimmtes Antidepressivum, welche helfen sollen, die Frequenz der

Migräneattacken zu reduzieren und sich somit auch auf den Schwindel positiv auswirken. Es gäbe da auch noch einige alte Mittel, auf die man zurückgreifen könnte, wenn die beiden oben genannten nicht wirken, aber diese seien nicht so gut verträglich.

Wir beschließen erst einmal bei den Medikamenten zu bleiben, die für mich richtige Dosierung herauszufinden und er werde sich mit meinen Ärzten in Verbindung setzten. Danach sprechen wir noch ein bisschen über Wien und Allgemeines. Ich frage ihn, wie wir das jetzt mit der Verrechnung machen. Dann sieht er mich nur an und meint, it was a pleasure to meet you, thank you.

Sandy

Meiner Hündin Sandy geht es immer schlechter, sie ist vierzehn Jahre alt. Hat seit drei Jahren Diabetes und bekommt zweimal am Tag Insulin gespritzt. Mittlerweile bekommt sie oft Unterzucker, vor allem nachts und dann geben wir ihr Honig hinter die Lefzen und warten, bis sie wieder halbwegs orientiert ist. Sie sieht schon sehr schlecht und läuft so manchem Jogger im Park nach, weil sie denkt, das wäre ich, und ich muss ihr nachlaufen um sie zurückholen. Das geht mir so ans Herz. Ich liege mit ihr auf der Wiese, die Wolken haben die Farbe von laktosefreier Milch, Sandy zwischen meinen Beinen, den Kopf auf meinem Bauch und ich rede mit ihr. Oder ich sage gar nichts. Ich streichle sie einfach nur. Wir versuchen alles Mögliche, doch als auch die Niere und die Blase nicht mehr richtig arbeiten, entscheiden wir uns, Sandy zu erlösen. Meine Sandy ist nicht mehr da und mir zerreißt es das Herz. Tagelang spüre ich noch ihr Fell auf meinen Händen. Auch wenn ich jetzt an sie denke, kommen mir die Tränen. Dann muss ich mich an die lustigen Erlebnisse erinnern, wo sie auf den Hochsitz raufkletterte und oben angekommen – hatte sie dann Angst hinunterzuklettern und sprang mich einfach an, damit ich sie auffange. Wir landeten natürlich beide im Gras und sie leckte mich ab, als wollte sie sich dafür entschuldigen. Wir fuhren mit dem Sessellift. Sie war ja nicht gerade klein, bei der Bergfahrt saß sie noch auf meinem Schoß und zitterte, die Talfahrt saß sie ganz entspannt auf dem Nebensitz, sah sich die Kühe von oben an und genoss es sichtlich. Im Viererruderboot auf der Donau stand sie ganz vorne wie Leonardo Di Caprio bei der Titanic und hätte sie sprechen können, hätte sie bestimmt gesagt, ich bin die Königin der Welt. Schwimmen ging sie prinzipiell nur in fließende Gewässer - in einen See, niemals! Bei einem Gewitter saß sie in der Duschtasse, weil sie solche Angst hatte und manchmal machte ich sogar die Tür zu, damit sie sich da drinnen ganz sicher fühlen konnte, wenn alles vorbei war, ließ ich sie wieder raus. Silvester, das war echt hart, die Rollos wurden runter gelassen, irgendeine Musiksendung lief in voller Lautstärke, Sandy lag eingehüllt in Decken bei mir und ich versuchte sie zu beruhigen. Wir durften ihr leider kein Valium mehr geben, da sie schon zu alt war, also mussten wir eben so durch. Als dann endlich Ruhe war und wir zu Bett gingen, hatte sie von der ganzen Aufregung wieder Unterzucker. Aber Sandy war auch stark. Wenn ich Angst hatte, nahm ich sie mit nach Wien und sie ging mit mir durch die Stadt und in meine Wohnung. Mit ihr hatte ich das Gefühl, es könne mir nichts passieren, weil sie da war. Sandy…

Umzug und andere (kleine) Katastrophen

Umzug - schon wieder!! Also zweimal in einem Jahr umziehen ist schon ein wenig anstrengend. Und noch dazu muss ich relativ schnell eine neue Wohnung finden. Doch binnen drei Wochen habe ich sie. In einem Randbezirk, Neubau, Dachgeschoß, 3 Zimmer, 65m2, Ablöse und Miete leistbar. Im Gegensatz zu den bisher besichtigten Wohnungen, die die reinste Frechheit waren, total überteuert, dunkel, kalt, schäbig, laut.

Wieder alles gepackt, alles an- und umgemeldet, mittlerweile bin ich ja bereits Profi. Dann wieder den Helfertrupp auf die Beine gestellt. Das Ausräumen der alten Wohnung ist fix erledigt. Als wir dann bei der neuen Wohnung stehen, meinen Albert, Flo und Pauli - ähm Bella, hast du vielleicht vergessen zu erwähnen, dass sich deine neue Wohnung im dritten Stock ohne Lift befindet? Ich, ähm – nein; hab ich doch gesagt, oder? Zu Mittag haben wir die Hälfte des Zeugs oben und sind total geschafft, alle kugeln irgendwo herum, können und wollen keine Stiegen mehr steigen. Da hilft nur noch eines, Schnitzel mit Pommes werden bestellt, anschließend noch Torte von Mama gegessen und dann sind alle nur noch mehr kaputt. So schraubt dann jeweils einer etwas zusammen und zwei dirigieren ihn im Liegen und kommentieren. Aber irgendwann am Nachmittag kommt die Kraft retour und es ist geschafft, ich habe alles in MEINER NEUEN WOHNUNG! Meine Helfer meinen nur, ich soll jetzt gefälligst ja lange in dieser Wohnung bleiben, und wenn ich jemals vor hätte auszuziehen, es gibt da auch so professionelle Umzugsfirmen.....O.K. habe verstanden. Hab euch lieb!

Fühlt sich gut an. Und hier kommt so schnell kein Mann mehr rein und vor allem keiner, der einen Schlüssel bekommt. Meins! Meins! Meins! Die ersten Tage bin ich mit Ausräumen und Umräumen beschäftigt. Dann bekomme ich Angina und bin mal für eine Woche aus dem Rennen. Vom Umzug bin ich ohnehin total erschöpft, so bleibe ich einfach zu Hause und kuriere mich aus. Nachdem ich wieder einigermaßen auf den Beinen bin und in meiner Wohnung alles seinen Platz gefunden hat, fahre ich meine Eltern besuchen. Wir haben Bonnie (unseren Appenzeller Sennenhund-Labrador-Mix) erst Ende des Sommers bekommen und nun will ich mal so richtig

Zeit mit ihr verbringen. Also gehe ich mit ihr in den Donauauen spazieren und erkläre ihr meine Welt. Wir spielen auch Fußball, und was macht sie? Sie foult mich. Rennt mich einfach um, das kleine Wildschwein. Da hat sie grad mal 13 Kilo, aber sie will den Ball und den holt sie sich. Gut ich liege also im Gras, es ist November. Nachdem ich auf die linke Schulter gefallen bin nun vorranging Sterne sehe und Engel singen höre, während Bonnie auf mir drauf sitzt und mein Gesicht ableckt. Meine Schmerzen sind aber zu groß, deshalb kann ich nicht mit ihr schimpfen und sie auch nicht davon abhalten auf mir rumzuhüpfen. Also liege ich im nassen Gras, der Ohnmacht nahe und denke mir, heute ist mal wieder Notaufnahme angesagt. Als mir nicht mehr so übel ist, wutzle ich mich auf und schleppe mich, Bonnie mit den Zähnen an meinem Bein zerrend, ins Haus. Ich muss wieder Mamas Paradefragesatz über mich ergehen lassen. Als wir das geklärt haben, sind wir auf dem Weg zur Notaufnahme. Der Arzt will Details wissen und fragt, ob das ein großer Hund war. Ich sage, nein, ein Welpe – er bemüht sich das Grinsen zu unterdrücken. Nachdem er ausgelacht hat, schickt er mich zum Röntgen. Schulter und Schlüsselbein sind geprellt. Ich bekomme Schmerzmittel und Muskelrelaxanzen und soll mich schonen. Ah geh, auf die Idee wäre ich ja von alleine nie gekommen. Beim Verabschieden grinst er immer noch. Ich finde das gar nicht lustig. Danke Bonnie, ich hab ja sonst eh keine Probleme. Nach drei Tagen auf Schmerzmitteln und auf Kriegsfuß mit Klein Bonnie verlasse ich Hotel Mama und fahre wieder nach Wien in meine Wohnung, um mich dort einfach auf die Couch zu legen und zu warten, bis die Schmerzen nachlassen. Irgendwie sind Prellungen im Allgemeinen und im Speziellen, wenn es einen selbst betrifft, ja jetzt gar nicht angenehm. Aber das Gute ist, sie gehen vorbei. Nicht so wie, Cervikalsyndrome und verstibuläre Migräneattacken u.s.w.. Gut, es wird also langsam besser. Und so kann ich dann endlich wieder ans Werk gehen und den Rest der Übersiedlungskartons ausräumen, so dass das Thema Übersiedelung ein für alle Mal abgeschlossen ist. Doch kurz vor Weihnachten noch schnell eine Bronchitis, um des Nächtens meine neuen Nachbarn wachzuhalten. So etwas von Husten habe ich ja auch noch nicht erlebt. Ich gehe also zur Apotheke meines Vertrauens, decke mich mit Codein und Antibiotika ein, wobei beide nichts helfen,

aha, na das hatten wir noch nie. Ist es wirklich zu viel verlangt, wenn ich von meinem Körper ein Minimum an Kooperation erwarte? Na dann versuchen wir es mal mit Cortison. Ahhhhh...endlich schlafen. Mittlerweile komme ich mir schon vor wie eine Apothekerin und bin mir ziemlich sicher, dass mein Körper nach meinem Ableben auf der Sondermülldeponie entsorgt werden muss. Dann noch eine Stirnhöhlenentzündung. Antibiotikum – wirkt – Dickdarmentzündung – ist ja klar, dass der jetzt auch mal schlapp macht. Und so liege ich über Weihnachten und Silvester mit Schmerzen im Bett und mir ist pausenlos übel, während sich alle anderen die Bäuche vollstopfen. Aber wenigstens brauche ich mir keine Gedanken über die zwei Kilo zugelegtes Weihnachtsfett machen.
Bis sich mein Darm wieder einigermaßen erholt hat, ist es März und ich fahre für fünf Tage nach Berlin. Zwei Bekannte von mir fliegen, ich habe Angst vorm Schwindel und fahre lieber zehn Stunden mit dem ICE und höre Hörbücher. Berlin, eine Megacity – doch die Wetterkapriolen zwingen uns immer wieder zu längeren Pausen und wir drehen dann doch noch eine zweite Runde mit dem Sightseeingbus anstatt zu Fuß zu gehen. Was bei minus 10 Grad definitiv eine gute Entscheidung ist. Jedoch bin ich um fünf Uhr nachmittags bereits immer schon so kaputt, dass ich nach einer Auftaudusche mit Decken eingewickelt im Bett liege und es nur noch schaffe, zu lesen und Karten zu schreiben. Doch Berlin ist die erste große Stadt, die ich mir ansehe seit Beginn des Schwindels. Die Geschichte der Stadt bewegt mich zutiefst und ich freue mich einfach, hier zu sein. Vor noch gar nicht so langer Zeit konnte ich noch gar nicht mit der U-Bahn fahren oder zehn Stunden mit der Bahn, doch nun geht es und ich genieße es!

Atemlos

Mensch, schon wieder eine Angina, schön langsam wird es aber schon fad! Kann schon gar nicht mehr mitzählen, wie viele es bisher waren. Aber diesmal erhole ich mich trotz Antibiotika und Schonung überhaupt nicht. Nochmal zum HNO, noch eine Runde Antibiotika. Also den Frauenlauf kann ich dieses Jahr getrost vergessen. Bin zu erschöpft, das bringt jetzt gar nichts. Anfang Juni fahre ich mit Andrea und Michael (4 Jahre alt) untermalt von seiner Bob-der-Baumeister-DVD nach Jesolo. Von Wien bis nach Udine hören wir im zwei Minuten Takt „können wir es schaffen, ja wir schaffen das.“ (Andrea ist übrigens der Ansicht, dass Barack Obama seinen Slogan „Yes, we can“ von Bob abgeguckt hat.) Aber selbst dort fühle ich mich total schlapp und müde. Hänge am Pool herum und will nur schlafen. Retour in Wien geht es weiter bergab, ich bekomme immer schlechter Luft, mein Puls rast und ich fühle mich so schlecht wie kaum zuvor.

An einem Wochenende bei meinen Eltern fahre ich zu meinem „Uralt“ Hausarzt, der mich noch von meiner Schulzeit kennt. Erzähle ihm die Story und nachdem er ein EKG und einen Herzultraschall gemacht hat, schaut er nur mehr ganz komisch und meint, was machst denn du für Sachen? Herzmuskelentzündung. Ich, wiedermal der Panik nahe, aber ohnehin viel zu müde dafür, erkläre ihm, dass ich brav im Bett bleibe, aber nicht ins Krankenhaus möchte. Er gibt mir Blutverdünner, Betablocker, Vitamine und ich muss ihm hoch und heilig versprechen, bei der kleinsten Verschlechterung die Rettung zu rufen. Gesagt – getan. Ich fahre heim. Mama schickt mich ins Bett und lässt mich auch nicht mehr raus. Zur Toilette darf ich aber schon gehen? Die ersten Tage schlafe ich. Vom ersten Stock runter und wieder rauf gleicht der Besteigung des Großglockners. Bonnie kommt mich ab und zu besuchen – knabbert ein bisschen an meinen Zehen, leckt mein Gesicht ab, hüpft auf mein Bett – kuschelt sich zu mir, bleibt ein wenig, dann wird es ihr aber zu langweilig und sie geht wieder um im Garten imaginäre Vögel anzubellen. Ich höre, wie sich im Garten der Buntspecht an unserer Trauerweide zu schaffen macht, als wäre er auf Extasy…..tocktocktocktocktocktocktocktocktock und schlafe wieder ein.

Tagebucheintrag vom 16.06.2010

Wie fühlt sich eigentlich Sterben an?

Mein Körper befindet sich entweder im Halbschlaf oder im Tiefschlaf. Das Bett verlasse ich nur zur Nahrungsaufnahme und wenn ich versuche auf die Terrasse zu gehen, um frische Luft zu schnappen. Aber da kommt schon Mama, die meint, du sollst im Bett bleiben!!!!! Mir ist eh alles egal und ich trotte wieder ins Bett. Lesen und Fernschauen mag ich nicht. Also liege ich da, bin müde und erschöpft, warte auf Besserung. Warten, warten, warten.........ein Wort, welches wie kein anderes dieses Jahrzehnt für mich prägt. Nach einigen Tagen bessert sich mein EKG und auch der Herzultraschall ist wieder etwas besser, doch die Erschöpfung bleibt. Während ich so im Bett liege, verfolge ich via Facebook Doc Ocenasek und sein Team beim Race across America, schreibe blöde Kommentare zu den Bildern und überlege, wie ich die Treppen zur Küche runter und wieder rauf komme, während die Sportler 4.800 Kilometer quer durch Amerika mit dem Rad in weniger als neun Tagen zurücklegen. Allein bei dem Gedanken bekomme ich schon einen heftigen Müdigkeitsanfall. Bin überhaupt nicht belastbar, mittlerweile ist es Hochsommer und mein Kreislauf ist im Keller. Ich warte am Morgen bereits darauf, dass es Abend wird und es endlich abkühlt. Meine Dachgeschoßwohnung brauche ich erst gar nicht zu betreten, dort hat es konstante 30 Grad. Ich bleibe also bei meinen Eltern und pendle zwischen dem angenehmen Schatten der Trauerweide (welche der Specht noch nicht gefällt hat) und meinem Bett hin und her, mit Buch und Wasserflasche in der Hand, gefolgt von Bonnie, der jetzt auch nicht mehr nach Herumtollen ist. Unsere Blicke treffen sich - viel zu heiß!

Eines Abends kann ich dann nicht mehr flach liegen, weil ich keine Luft bekomme und dann werde ich leicht nervös. Kalter Schweiß auf der Stirn. Puls rast. Was ist denn jetzt schon wieder los? Ich setze mich auf – Druck auf der Brust – bekomme nur schlecht Luft. Mama – bitte kommen! Nach kurzer Diskussion – wir fahren ins Krankenhaus! Drei Minuten später – ich stehe mitten im Stiegenhaus – ähm, Krankenwagen wäre wohl doch besser! Dann geht wieder mal alles sehr schnell –

eins, zwei, drei, vier Sanis – Notarzt? Mhm – was will der jetzt hier? EKG! Passt nicht! Nitrospray! NITROSPRAY? Hab ich jetzt einen Herzinfarkt?

Gedankenflash 05.07.2010 ca. 1.25 Uhr
Ich glaube, das war's jetzt.

Bonnie hüpft wie ein Flummy vor dem Fenster auf und ab. Das Wohnzimmer ist mit 5 Sanitätern, meinen Eltern und dem Notarzt überfüllt wie die U4 in der Stoßzeit. Ich liege auf der Couch, beame mich weg und schau mir das ganze aus der Vogelperspektive an, da habe ich einen besseren Überblick. Der Notarzt schneidet einfach so, ohne zu fragen mein Freundschaftsband von meinem Armgelenk runter, um eine Infusion zu legen. Ich protestiere kurz, er registriert es, doch da ist es schon zu spät. Und schon fahren wir ins Krankenhaus. Er spricht von Herzschwäche und Nachwirkungen der Herzmuskelentzündung. Ich liege aufgebahrt und festgeschnallt auf der Trage und habe Angst, dass ich in den Kurven runterfalle. Nächtliche Notarztwagenblaulichtfahrten durchs Marchfeld sind definitiv nicht so wirklich das Meine.
Zwei Uhr morgens, super Uhrzeit, um ins Krankenhaus eingeliefert zu werden. Eine im Gesicht total zerknitterte Assistenzärztin, deren Blick mir sagt, „wegen dir hab ich meinen Schönheitsschlaf unterbrochen, ich hoffe für dich, du bist wirklich krank“ kommt mir entgegen. Noch ein EKG – mein Herz hat sich anscheinend ein wenig beruhigt. Bekomme ein 24 Stunden EKG umgehängt, Blutabnahme, noch eine Infusion, darf nochmal, diesmal schon ziemlich schlaftrunken die ganze Litanei runterbeten und dann geht es ab ins Zimmer. Ein Sechsbettzimmer, ach wie schön.
Werde von rhythmischem Schnarchen empfangen und frage mich, weshalb ich nicht schon mit 14 eine Zusatzkrankenversicherung abgeschlossen habe. Egal, das hilft jetzt auch nichts mehr. Verkabelt wie ich bin, kann ich sowieso nicht schlafen, weil ich Angst habe mich selbst zu erdrosseln. Also bleibt nur eines, ich döse möglichst kontrolliert vor mich hin. Und da es ohnehin schon halb vier Uhr morgens ist, bleibt nicht mehr viel Zeit zum Schlafen. Um halb sechs kommt auch schon die erste

hochmotivierte Krankenschwester zum Fiebermessen. Kein Fieber – warum auch! Blutabnehmen – schon wieder? Begrüßung durch Zimmerkolleginnen – sehr erfreut! Harnprobe – sehr fein! Herzultraschall – bin gespannt! Stuhlprobe – geht's noch!? Frühstück – kein Hunger! Ich will schlafen – kann nicht! Tür auf – Tür zu – Ruhe bitte! Besucher kommen – gehen – bleiben - muss das jetzt sein?! Reinigungspersonal – darf ich mal – na klar! Endlich Visite, Herr Primar meint recht entspannt: „Frau Draxler, Sie dürfen am Nachmittag wieder nach Hause, hier können wir ohnehin nichts für Sie tun, am besten Sie erholen sich weiter zu Hause. Na dann, es hat mich sehr gefreut. Bevor ich jedoch meine Sachen packe, kommt eine Assistenzärztin zu mir, entkabelt mich und erklärt mir: „Wenn Sie einige Kilos abnehmen würden, dann würden Sie auch besser Luft bekommen." Ich denke mir, und wenn du ein bisschen kompetenter und freundlicher wärst, würde das auch nicht schaden, blöde Kuh. Dann treffe ich noch den Oberarzt, der Nachtdienst hatte am Gang und er meinte (Originalton), in der Nacht machen Sie einen auf sterbenden Schwan und jetzt sind Sie schon wieder gesund? Blöder Wixer, Trottel, Arsch, Arsch, Wixer, Arsch, und es ist wieder so weit, das temporäre Tourettesyndrom hat zugeschlagen. Gott sei Dank nur in meinen Gedanken. Nur weg hier – ab nach Hause!

Retour zu Hause schlafe ich mal eine Runde und versuche, mich von dem Schrecken zu erholen. Und frage mich, wann denn alles endlich einmal gut wird. Doch die Zeit heilt alles und es geht langsam bergauf, ich erweitere meinen Radius Trauerweide – Swimmingpool – Bett! Beim Kontrollultraschall bleibt allerdings der Wert für meine Herzleistung an der unteren Normgrenze und der Arzt schlägt vor, auf Rehabilitation zu fahren. Klingt jetzt nicht sehr aufregend für mich, aber angesichts meiner momentanen Verfassung vielleicht gar keine schlechte Idee.

Zauberberg die Zweite

Nun bin ich also auf einer Herz Rehabilitation gelandet. Finde ich doch sehr beachtlich, mit 35. Hier angekommen, untergebracht in einem Zweibettzimmer, was ich zum Kotzen finde, werden wir mal wieder ein wenig unseres Blutes erleichtert. Dann geht es zum Arzt, zur Besprechung der für uns sinnvollen Therapien. Und es bekommt alles eine ganz komische kosmische Eigendynamik.

Isabella Draxler senkt den Altersschnitt hier um einige Jahre ,-)6. Oktober 2010 um 09:13 via BlackBerry

Richard ...und ich treib ihn nach oben ;-(

Isabella Wieso, Sie sind ja gar net hier! Was schade ist! Endlich jemand zum Austausch! Aber selbst wenn, würden Sie eher noch zu den jugendlichen Semestern gehören ,-)

Richard Isabellchen, virtuell bin ich immer da...
Was die "jugendlichen Semester(n)" betrifft, für solche Schmähs bin ja eigentlich ich zuständig, Frau Draxler ;)

Isabella Gut zu wissen. Naja, die Omis und Opis wollen mich alle adoptieren, glaub ich. Geh jetzt mal heilwandern, was immer das auch sein mag. Im Nebel und Regen heile ich sicher doppelt so schnell.

Lilli Bin im Geiste auch bei dir! Wie war das Heilwandern?

Isabella Überraschend nett und hat durchaus Heilungspotential

Barbara...hab dir ja angeboten ein Packerl Valium mitzunehmen....

Isabella Ja und ich Trottl hab abgelehnt!!!!

Jeden Abend liegt im Adventkalender (so nennen wir ihn liebevoll, von wegen Überraschung und so), also eigentlich im Zimmerfach, der Therapieplan. Gaby, meine Zimmerkollegin und ich stellen fest, dass es sich hier manchmal eher wie ein Boot Camp für Herzkranke anfühlt. Am zweiten Tag habe ich eine Muskelkatze deluxe. Als ich morgens am Klo sitze, bin ich dankbar dafür, dass an der Seite diese super stylischen Haltegriffe sind. Ich glaube, ich würde sonst echt nicht wieder hochkommen. Der Wahnsinn, wo man überall Muskeln hat, das müssen wir dann auch gleich am Frühstückstisch besprechen, denn zum Glück geht es ja nicht nur mir so. Kommst du nicht pünktlich zu einer Therapie, wird im Zimmer angerufen, gleichzeitig wirst du auf den Gängen ausgerufen. Wenn du mal, so wie ich, total unabsichtlich natürlich, einen spannenden Arztvortrag zum Thema Blutdruck verdrängen willst, klingelt sofort das Telefon. Frau Draxler, geht es Ihnen gut????? Sie hätten nämlich jetzt einen Arztvortag. Ich: Ähm, oh sorry, das hab ich ja totaaaaaal vergessen. Na, dann werde ich doch gleich einmal runter gehen. Mist, schon wieder nix! Dann gibt es da auch die Profis. Die gehen in den Vortrag und drei Minuten nach Beginn gehen sie gleich wieder raus. Die Vorträge sind auch so wahnsinnig spannend. Fettstoffwechsel I - V, eigentlich ja auch ganz gut vorgetragen, aber es bringt halt wenig, wenn sich die Zielgruppe dann nachmittags unter Herzrhythmusstörungen und Atemnot zum nächsten Supermarkt schleppt und das Keksregal plündert. Dann gibt es noch den Vortrag Stressbewältigung, bei dem mich Gaby dauernd beruhigen muss, weil ich drohe, Amok zu laufen. Da sitzen wirklich Opis von 80, die sich stundenlang darüber informieren, wie sie den Stress in ihrem Leben reduzieren können. Und ob es auch Stress sei, wenn neben ihnen eine nackte Blondine auf dem Beifahrersitz Platz nimmt. Abnehmen leicht gemacht ist die Nummer eins in meinem Ranking, der wird in seiner Monotonie nur mehr vom Landen und Starten des Rettungshubschraubers unterbrochen. Tja, was soll's, wir werden alle gesund sterben.

Nachdem sich nun Ärzte, Psychologen, Diätologen und Sportwissenschaftler den Mund fusselig geredet haben, stehen alle wie paralysiert auf. Die Raucher pilgern sofort zur Raucherbank. Diese ist wohlweislich ganze 200m vom Haus entfernt platziert, denn im Haus, auf dem Balkon und vor dem Haus darf nicht geraucht werden. So stehen und sitzen sie nun bei Wind und Regen bei der Raucherbank und rauchen. Also ein Herzinfarkt ist doch kein Grund mit dem Rauchen aufzuhören, auch wenn man erst 39 ist. Spazieren gehen? Nö. Mach ich ja eh mit der Therapiegruppe. Es gibt ja auch so eine Art Hierarchie auf der Raucherbank, wer „deppat" ist, wie der Herr General so liebevoll sagt, der wird zurecht gebogen. So geschehen mit dem Rotkäppchen, der denkt, er sei der Mittelpunkt der Welt, doch auf der Raucherbank bringt man ihm Manieren bei. Weil es im hauseigenen Café vor 16 Uhr keinen Alkohol gibt, holt er einfach das Bier aus dem Supermarkt. Und ab 16 Uhr lässt er sein Krügerl dann immer fleißig im hauseigenen Kaffeehaus nachfüllen. Sehr tüchtig!

Da stehe ich eines Tages vor meinem Spaziergang bei Raucherbank und Karl erklärt mir folgendes: Du, ich hab es jetzt echt kapiert, ich weiß jetzt wirklich, worauf es im Leben ankommt. Ich hab nochmal eine Chance bekommen, die werde ich nützen, aber echt, da kannst du dir sicher sein. Daraufhin ich: Bist du dir sicher? Er: Ja, wieso? Ich schau nur auf seine Hände und gehe. In der einen hat er eine Marlboro in der anderen eine Dose Bier.

Wir gehen fast jeden Tag heilwandern, das finde ich fein. Da werden wir in Gruppen, je nach Leistung, eingeteilt. Rot, die dürfen nur ums Haus gehen, wir nennen sie liebevoll den Leichenzug. Gelb, da bin ich dabei, zwei bis drei Kilometer in einer Stunde. Grün, vier bis fünf Kilometer pro Stunde. Und die übermotivierten blauen Nordic Walker 7 – 8 Kilometer pro Stunde, die hüpfen wie Gazellen den Berg rauf. Da bekomme ich schon vom Zuschauen Atemnot. Aber in der letzten Woche lande ich dann noch in der grünen Gruppe. Yippie!

Die Männer hier, naja also Kurschatten und so, recht mühsam. Da gibt es den Sigismund, so hab ich ihn getauft, der hat sich selbst zu meinem Kurschatten ernannt. Andauernd möchte er mit mir in die Sauna gehen. Ich sage ihm, ich darf bei meiner Herzleistung nicht einmal ohne Aufsicht in den Pool, dann schon gar nicht in die Sauna und mit ihm schon überhaupt sowieso und generell nicht. Er reist dann aber ohnehin ab, und ich habe erst einmal Ruhe, aber innerlich bin ich total erschüttert.

Isabella Draxler Eine Romanze geht zu Ende - was so sanft und zart begann, wird nun von der Pensionsversicherungsanstalt auseinander gerissen! Sigismund muss abreisen - Bella ist am Boden zerstört! Wer wird sein Nachfolger? Stay tuned! ,-)12. Oktober 2010 um 07:12 via BlackBerry

Georg Ach! Wäre er ein echter Romeo, er würde gleich Urlaub nehmen und sich als Hotelgast sofort einquartieren! Oder haben ihn Frau und Kind das nicht lassen?

Maria Ja, ja, Isabella - so ist es mit den Kurschatten, einer geht ... der andere kommt!!!!!! :-))

Marietta ... also meistens kommt nix besseres nach.....

Sabine Mei...eine Sternschnuppe..... zuerst war er dein Stern und jetzt ist er schnuppe.

Isabella Bin so traurig, kann kaum meine Reduktionskost vertilgen.......

Dann schleicht andauernd so ein älterer Herr neben mir her, sagen wir mal um die 70, er möchte mit mir Ausflüge machen und eine Kutschenfahrt. Ich lehne höflich ab. Eines Morgens beim Frühstücksbuffet stellt er sich original hinter mich, fasst an meine Hüften und flüstert mir ein „Guten Morgen" ins Ohr, natürlich begleitet von heftigstem Mundgeruch, gepaart mit dem Duft von Kukident Haftcreme. Ich glaube echt, ich spinne. Ich muss ihn dann dezent, wie es meine Art ist, vor 150 Menschen im prall gefüllten Speisesaal darauf hinweisen, dass er gefälligst seine Finger von mir lassen soll!!!! Igitt!

Im Prinzip bin ich aber die ganze Reha mehr kaputt als lebendig, weil die Übungen teilweise zu anstrengend sind und ich tagelang Migräne und starken Schwindel habe. Wobei, in der letzten Woche habe ich dann aber noch sehr viel Spaß mit Chris und Alois. Die beiden sind echt total lieb und wir treffen uns immer im Café auf ein Soda Zitrone. Und als ich beginne, mich wohl zu fühlen, da sind die vier Wochen um und schon bin ich wieder zu Hause. Aber trotz der 1200 Kalorien und der vielen Bewegung nehme ich in vier Wochen nur einen Kilo ab. Ziemlich gefrustet befrage ich mal wieder das Facebookorakel.

Isabella Draxler hat nach vier Wochen xunden Essens von täglich 1200 Kalorien genau 1 kg abgenommen! und ist jetzt doch ein wenig gefrustet!

29. Oktober 2010 um 08:28 via BlackBerry ·

Andrea Des is blöd!!! Da könn ma das nächste Mal getrost a ganze Pizza essen, wennst bei der xunden Ernährung eh nix abnimmst ;-)

Isabella Mhm Pizza, lecker! Aber bei Pizza werd i vermutlich a nix abnehmen.

Barbara ..vielleicht hast irgendeine innerliche Xundessenblockade....hmmmm.... probiers mal mit dominal forte, da schlafst beim Essen ein...ggg...

Isabella Zpeck mi grad! Dominal forte mhm sicher besser als Domina forte oder? Werd das mit meinem Therapeuten aufarbeiten müssen, also die Xundessensblockade! Nicht die Domina forte!!!

Schachmatt

Wie erklärt man jemandem, dass man müde ist? Also nicht das Müde, das jeder kennt, wenn man mal unausgeschlafen ist, oder einen Abend zu lange weg war. Sondern, wenn man immer müde ist. Egal, wie lange man geschlafen hat. Egal, wo man ist. Egal, ob die Sonne scheint, oder ob es regnet. Wo man zu erschöpft ist, um nochmal umzudrehen und zurück in die Wohnung zu gehen um die Flasche Wasser zu holen, die man sich gerade angefüllt und dann doch vergessen hat. Zu erschöpft um abends wegzugehen, ach was sag ich denn abends. Nach dem Mittagessen muss ich mich schon hinlegen, um genug Energie für den Rest des Tages aufzubringen, der dann spätestens um zehn Uhr im Bett endet. Oder schon lange davor auf der Couch mit einem Buch in der Hand. Ich weiß nicht genau, wo diese Erschöpfung herkommt, wann genau sie begonnen hat und noch weniger weiß ich, was ich dagegen machen kann. Zu Beginn meiner Erkrankung gebe ich ihr nach, dann gibt es eine Zeit, wo ich dagegen ankämpfe, was aber auch nichts bringt, weil ich zwar aktiv bin, aber so müde dabei, dass ich gar nichts davon habe und eigentlich nur liegen, liegen, liegen will. Die Ärzte der Pensionsversicherungsanstalt fragen mich immer – was machen Sie denn so den ganzen Tag, ist Ihnen nicht fad? Nein, fad ist mir wirklich nie. Entweder habe ich mit starken Schmerzen, permanentem Schwindel oder mit der daraus resultierenden Erschöpfung zu kämpfen. Also nein, Herr Doktor, mir ist keineswegs langweilig. Ich versuche zu leben und mich vom Kranksein zu erholen. Noch dazu muss ich andauernd solche blöden Fragen über mich ergehen lassen und irgendwie versuchen zu beweisen, dass ich krank bin. Was sich als sehr schwierig erweist, denn ich sehe ja so gut aus und das trägt auch nicht gerade zu meiner Heilung bei. (Vielleicht sollte ich denen eine Ausgabe meines Buches schicken, dann wissen sie, was ich so mache).

An manchen Tagen, wenn es ganz schlimm ist, beginne ich die Stunden zu zählen, bis ich wieder schlafen gehen kann, bis es wieder Abend wird und ich die Chance auf einen neuen, besseren Tag bekomme. Einen, an dem ich mehr Energie (woher auch immer) habe. Das sind die schlimmsten Tage. Und so geht es mir auch nach der Reha, wochenlang. Höchstwahrscheinlich hätten auch meine Überlegungen, Coke Light intravenös zu konsumieren, mir nicht wirklich geholfen, nichts hilft mehr. Ich bin froh, wieder zu Hause zu sein, doch die ersten zwei Wochen bin ich trotzdem total am Sand. Ich will nur meine Ruhe und verbarrikadiere mich in meiner Wohnung. Niemanden sehen, niemanden hören. Raus gehe ich nur zum Einkaufen, um spazieren zu gehen und um enge Freunde zu treffen. Nach vier Wochen, in denen ich andauernd dort und da sein musste, ist es echt an der Zeit mal wieder einfach für mich zu sein. Mittlerweile ist auch schon Weihnachtszeit, davon bekomme ich aber fast nichts mit. Meine HWS hat ziemlich unter den Kraftübungen der Reha gelitten und muss nun wieder ins Lot gebracht werden, so pilgere ich wieder nach Linz. Irgendwie ist zu dieser Zeit alles am Limit. Ich bin so erschöpft und ausgesaugt wie ein leeres Plastiksackerl, das vom Wind hin und her geweht wird, ohne etwas dagegen tun zu können. Da ich keinen Plan B mehr auf Lager habe, gebe ich diesem Gefühl einfach nach und lasse es zu. Der Weg vom Bett zur Couch gleicht einem Marathon, allein bei dem Gedanken der zu erledigenden Dinge fange ich zu weinen an, weil das Denken an die bevorstehende Anstrengung einfach zu viel ist. Obwohl es nur der Gang zum Supermarkt oder zur Apotheke ist. Eine Müdigkeit, die mit nichts zu vergleichen ist, hat mich gepackt und lässt mich für einige Zeit nicht mehr los.

Irgendwann wird es dann von selbst wieder besser und zu Weihnachten bringt mir das Christkind dann eine Angina. Ach, wie schön! Das erste Antibiotikum wirkt nicht, das zweite wirkt und beschert mir wieder eine Dickdarmentzündung. Sehr fein!

Entmandelt

Nach unzähligen Anginen entscheide ich mich für eine Mandel O.P., welche nun ins Haus steht. Mittlerweile freue ich mich schon darauf. Drei Wochen vor der O.P. bin ich so kurzatmig und mein Puls überholt sich selbst, dass ich wiedermal einen Besuch auf meiner Lieblingsnotaufnahme mache, da es die gleichen Symptome wie bei der Herzmuskelentzündung sind. Nach allen Tests meint der Arzt, das Herz ist O.K., ABER Sie haben eine ziemlich ausgeprägte Eisenmangelanemie, was natürlich ihre Zustände erklärt. Nun gut! Was machen wir? Eiseninfusionen. Na super! Zwei Tage später sitze ich auf der Hämatologie umringt von Chemotherapiepatienten und bekomme meine Infusion, die aussieht, als ob mir Coca Cola infundiert würde. Die anderen Patienten sind neidisch auf die Farbe meiner Infusion und ich finde die ihre wieder schön. Dort herrscht Galgenhumor erster Klasse und ich bin natürlich sofort dabei, die Ärztin schüttelt nur noch den Kopf, muss aber angesichts unserer Selbstironie irgendwann auch nur noch loslachen.

Bevor es nun aber wirklich ernst wird, machen Andrea und ich zu unseren 35igern ein Wellness Weekend in einem sehr edlen Resort! Ich drohe ihr damit, mir die Achsel- und Beinhaare schon Wochen vorher nicht mehr zu rasieren, aber sie nimmt es gelassen – sie kennt mich. Alles Drohen nützt nichts, wir sind auf dem Weg. Das Resort liegt 40 Minuten entfernt von Wien, nach 20 Minuten meint Andrea, Gott sei Dank sind wir bald da, mir tut mein Ischias weh. Und wehmütig denken wir beide zurück an die Zeiten, als wir mit einem Mietauto tausende von Kilometern durch Nevada, Arizona, Utah und Kalifornien gefahren sind. UND am Abend sogar noch ausgegangen sind. Legendär war unser Versuch in einer Mormonenstadt Bier zu bekommen. Mit dem Hinweis „this is a dry city“ wurden wir an die Tankstelle außerhalb des Bundesstaates verwiesen. So wichtig war uns das Bier dann auch wieder nicht. Unsere ebenfalls legendäre Thailand-Reise, bei der wir uns eigentlich schon mehrmals vom Leben verabschiedet hatten, weil sich der Taxifahrer in Bangkok auf der sechsspurigen Autobahn Tigerbalm in die Augen schmierte, während er von der ganz linken in die ganz rechte Spur wechselte. Oder wir auf hoher See am Weg zum Schnorcheln in ein Gewitter gerieten, welches - sagen wir mal - nicht so ganz ohne war und anschließend beim Schnorcheln von Killerquallen befallen wurden. Nicht zu vergessen unser super Brechdurchfallevent auf Koh Lanta, wo der einzige Arzt andauernd tauchen war und wir beteten, dass ihn kein Hai frisst, damit er uns ja bald behandeln kann. Mit niemandem kann man so schön Urlaub machen, wie mit Andrea. Naja, jetzt mit 35 fahren wir halt in die Therme. Wir können nicht tiefer sinken. Was werden wir wohl zu unserem Vierziger machen, meint Andrea? Da legen wir uns für ein Wochenende auf die Intensivstation...........

Am ersten Abend meint Andrea, ich bin so müde und kaputt, habe Halsweh, ich glaube ich hab Fieber. Wenn du mich ansteckst, bist du tot. Ist dir das eh klar???? Andrea genehmigt sich einen Eristoff und meint, es geht mir eh schon besser. Vor einer Viertelstunde angekommen und Andrea besäuft sich bereits jetzt sinnlos - na dann Sheng Pfui!

Am Abend nehme ich meine Matratze aus dem Doppelbett und wandere damit ans andere Ende des Zimmers. Andrea ruft, ich leide, bin krank und dieses Designerzimmer mit seiner Designerdecke, die aussieht als wäre grad mal der Estrich gemacht worden deprimiert mich. Ich gebe ihr Paracetamol und schicke sie schlafen. Sie meint, es ist so schön mit dir Urlaub zu machen, weil du immer so viele Medikamente mit hast. Ist das jetzt ein Kompliment?

Am Morgen sind wir motiviert, es uns gut gehen zu lassen, das Frühstücksbuffet ist 40 Meter lang und bietet alles, was das Herz begehrt. Und für den Rest sorgt die Fußballmannschaft des Tabellenersten. Leider noch in Trainingsanzügen, wie Andrea feststellt. Während wir also gemütlich vor uns hin frühstücken, kommen aus Andreas Mund die Worte, kennst du das, wenn dir plötzlich ganz heiß wird und du das Gefühl hast, du musst kotzen? WIR GEHEN JETZT - SOFORT! Können aber das Schlimmste verhindern und wanken in die Infrarotkabine, treffen dort auf ein Paar Silikonbrüste, dass es uns fast den Atem verschlägt. Die schauen nach oben, also ganz nach oben, anatomisch völlig inkorrekt und da wir Angst haben, die könnten in der Wärme platzen, gehen wir schon mal vorsichtshalber in Deckung und verlagern unser Gelage in den Ruheraum. Den ganzen Tag haben wir nun diese Brüste vor unserem inneren Auge. Zwischendurch füttere ich Andrea immer wieder mit

Paracetamol, doch ihr Verfall ist jetzt nicht mehr aufzuhalten. Und nun beginnt auch der Meine. Ich bekomme Halsweh und habe erhöhte Temperatur. So endet dieser Abend für uns beide aufgebahrt vor dem Fernseher, wir bemitleiden uns selbst, reden von den guten alten Zeiten und gehen zeitig schlafen. Andrea hustet die Nacht durch, macht das Fenster auf und zu, geht duschen und stöhnt um meine Aufmerksamkeit zu erregen. Ich ignoriere sie bis halb acht Uhr morgens, danach packen wir zusammen. Gehen frühstücken. Mittlerweile hat Andrea schon Fieber und ist ziemlich daneben. Auch die Fußballmannschaft ist mittlerweile abgereist. Ich packe sie ins Auto und liefere sie bei ihrem kranken Sohn und Mann ab. Happy Wellness kann ich nur sagen. Ich schau mir mal meine Mandeln an, eitrig! Sehr gut, drei Tage vor der O.P. super Timing. Bekomme von Dr. Pötschner mal wieder lecker Antibiotika. Es lebe die Pharmaindustrie!

Mein Blutbild ist ja jetzt nicht gerade das, was sich ein Narkosearzt wünscht, aber sie operieren mich dann doch. Auf die Frage, wie lange die Narkose denn ungefähr dauern wird, bekomme ich zur Antwort, solange wie die Operation dauert. Super Antwort. Dann mache ich sie noch auf meine Halswirbelsäulen Problematik aufmerksam und bitte sie, beim Intubieren diese nicht zu überstrecken. Teilen Sie das bitte bei der O.P. dem Arzt mit. Ziemlich stinkig komm ich retour ins Zimmer und frage mich, wieso es denn ein Aufklärungsgespräch gibt, wenn man nicht aufgeklärt wird und niemanden aufklären kann.

Am Abend vor der O.P. liegen meine Nerven blank. Und ich frage die Schwester, was ich mir einwerfen darf, Psychopax, Xanor? Sie sagt, das geht alles nicht, wegen der Narkose. Und bringt mir „BALDRIANTROPFEN“. Ja, was soll ich dazu jetzt noch sagen. Ich will sie ja schon auslachen, aber sie meint es schließlich gut mit mir. So liege ich wach, während meine Bettnachbarin Manu die halbe Nacht versucht, Luft durch ihre frisch operierten Nebenhöhlen zu bekommen. Und dann ist die Nacht auch schon vorbei. Tagwache. Duschen. Dann DIE Pille, endlich. Ich weiß nur noch, dass ich via Blackberry komische Dinge auf Facebook poste, die meine Freunde Gott sei Dank ignorieren. Dann lösche ich auch Icons auf meinem Blackberry (ich hab es bis heute nicht geschafft sie wieder zu installieren).

MERKE: nach DER Pille vor der O.P. kein Handy mehr betätigen und auch nichts mehr auf Facebook posten, es sei denn du hast sehr tolerante Freunde!!!

Kurze Kostprobe:

Es hat sich ausgemandelt......auf geht's.....

03. März um 06:06 via BlackBerry ·

Fabian ich bin der Nächste... wars sehr schirch?

Isabella Ich komm ja erst in einer Stunde dran, hab grad meine happy pills bekommen. Und find jetzt alles ein bisserl lustig grrrr brrrr stay tuned!

Angelika alles liebe, bald hast du´s hinter dir! ;-)

Isabella Ob das mienen kalorien net schaden,so mc sundas mir scholo – oder mohr im hemd! Yeah

Richard Awa, nach der O.P. kriegst ja eh ein Eis! Oder macht man das jetzt nimma? Alles Gute!

Rudolf ich wünsch dir alles Gute. Nachher kannst wenigstens net so vü umadumkeppeln........hoffentlich!

Isabella Also danke fürs Mut machen!!! Der letzte Eintrag von mir war übrigens unter massivem Drogeneinfluss - was man vielleicht eh erkennen kann ,-)

Isabella Eis gibt's keins, nur Eiskravatte brrrrrrrrr

Eduard Lust auf ein Eis?

Isabella Noch nicht! Aber ich glaub spätestens morgen!

Petra Ich wünsch dir gute Besserung und ich hoff die Nacht war halbwegs erträglich und dein Hals ist noch nicht gefroren

Isabella Danke Petra! Nein nix gefroren! Aber Spaß macht das hier keinen!!!

Petra Das ist eh klar, aber darfst heute nach Hause?

Isabella Ja, weil ich sooo brav war und jetzt auch schon meinen Striezel runterwürg! Autsch!

Petra Na bitte, wirst seh'n in ein paar Tagen sind die Schmerzen weg und dann heißt es nur mehr nie wieder Angina

Lilli Juhu! Und tschüss, Mandel ade! Viel Spaß beim Eis schlecken.

Danach lache ich nur mehr und finde alles ziemlich lustig. Ich habe nur noch Erinnerungsflashes vom O.P. Saal. Die Ärztin weigert sich, mich zu operieren und will die Verantwortung wegen meiner HWS nicht übernehmen. Überlegungen werden angestellt, die Operation doch im Sitzen zu machen. Der Oberarzt wird gerufen, alles in Ordnung, es kann losgehen. Ich baggere dann noch den O.P. Gehilfen an, weil er so eine coole Mütze aufhat. Sehr peinlich. Und dann frage ich die Narkoseärztin, ob ich jetzt zu zählen beginnen muss. Sie meint dann, so altmodisch sind wir hier nicht mehr. Ich schlage dann vor, Shakespeare zu rezitieren, da mir aber der Schlussmonolog vom Sommernachtstraum nicht einfallen will, sage ich die ersten Strophen der Bürgschaft auf und dann -> flutsch und weg! Licht aus!
Licht an! Schon vorbei? Eine O.P. Schwester erklärt mir, alles sei gut verlaufen und ich darf jetzt bald aufs Zimmer. Davor bestehe ich aber noch auf eine Urkunde für „herausragende Tapferkeit und außergewöhnlichen Mut“, welche ich auch prompt ausgestellt bekomme. Ist eigentlich nur für Kinder, aber ich habe sie auch verdient! Retour am Zimmer macht sich Manu gerade zum Aufbruch bereit. Ich schicke noch schnell ein „alles O.K. bin noch am Leben“ SMS an family & friends und dann bin ich schon wieder weg. Als ich wieder aufwache, ist Manu weg und ich muss kotzen. Autsch. Nicht lustig. Und so geht das jetzt den ganzen Tag. Schlafen. Schwitzen. Aufwachen. Frösteln. Kotzen. Schlafen. Ich bekomme einfach die Augen nicht auf und bin froh, dass ich ein Besuchsverbot verhängt habe. Als mir das mit dem Kotzen zu blöd wird, bestelle ich mir wieder einmal eine Infusion mit Paspertin. Danach ist es besser. Ich wanke mal zur Toilette und wage es in den Spiegel zu sehen, rein präventiv wird mir gleich schlecht. Naja, eigentlich gar nicht so aufregend. Retour im Bett – nap attack. Ich verweigere die Schmerzmittel, denn die Schmerzen sind eigentlich auszuhalten und schlafe bis zum nächsten Morgen. Wieder verweigere ich die Schmerzmittel und dann kommt auch schon meine Mama zum Abholen. Ich werde entlassen und sie nimmt mich mit aufs Land. Bonnie begrüßt mich euphorisch. Ich freue mich auf mein Bett und weg bin ich. Als ich aufwache, kann ich meine Beine nicht bewegen, sie sind so schwer. Ich gerate in Panik – ist das eine Nebenwirkung der Narkose.....bin ich jetzt auch noch gelähmt? Als ich die Augen

aufmache, liegt Bonnie seelenruhig über das ganze Bett gestreckt und schnarcht, sie passt auf mich auf.
So vergehen die Tage. Am dritten bis fünften Tag sind die Schmerzen ziemlich stark und ich schreibe Andrea SMS`n mit Texten wie, ich will sterben. Sie ruft an und sagt, halt einfach den Mund und red nix, dann tut´s net so weh. Ach, ich liebe sie! Aber es wird besser. Immer besser.

Seeing things different

Frühjahr 2011. Ich habe mit Bouldern begonnen, tut mir sehr gut. Spätestens nach 30 Minuten geht mir zwar die Kraft aus und ich liege fix und fertig auf der Schaumstoffmatte, aber es macht Spaß und das ist die Hauptsache. Das Gehen pro Tag weite ich auf 7 – 10km aus und ich beginne mit Wing Tsun, einer asiatischen Kampfkunst, die auf Selbstverteidigung basiert. Was mir ebenfalls gut tut und sehr großen Spaß macht. Vor allem aber gibt es mir Selbstvertrauen und stärkt meinen Körper. Mal sehen, wo es hinführt. Ich denke aber in die richtige Richtung.

DENKSTE

Mitte Juni. Wenn es nur so einfach wäre. Das Wing Tsun ist ja grundsätzlich keine schlechte Idee, nur für mich leider völlig ungeeignet. Immer wieder bekomme ich Schläge ab, was die Halswirbelsäule mehr beleidigt als mir das Training letztendlich bringt. Na, ich habe es wenigstens versucht. Das Bouldern mache ich weiter, aber nicht mehr so oft. Gehen bleibt auf meiner Liste. Mitte des Sommers bin ich auf dem Energielevel einer 3 Watt Birne, keine Ahnung warum oder wieso, es ist einfach so. Ich hinterfrage es auch gar nicht mehr, weil es auch keinen Sinn macht. Ich schlafe, gebe meinem Körper, was er braucht. Was braucht er eigentlich? Was will er eigentlich? Mir egal, ich will schlafen und RUHE. Nein, eigentlich will ich die Sommernächte genießen und tagsüber im Freibad liegen. Doch auch dazu fehlt die Energie. Ich gehe nicht, ich schleppe mich von einem Ort zum anderen. Bin ich dann endlich dort, frage ich mich, wie ich an den nächsten Ort oder wieder retour nach Hause kommen soll. Wo kommt diese Schwere her? Das Highlight des Sommers ist definitiv mein Geburtstag, an dem ich so müde bin, dass ich fast den Besuch meiner Mutter verschlafe. Aber das stetige Klingeln reißt mich dann doch noch aus meinem Nachmittagsschlaf. Dinge aus meiner Wohnung verschwinden plötzlich unter mysteriösen Umständen, bis ich sie dann Tage später an völlig absurden Plätzen wiederfinde. So fahre ich zu Prof. Wöber, um ihm mein Leid zu klagen und darüber zu informieren, dass ich mein schmutziges Geschirr in das Backrohr stelle oder im Kühlschrank wiederfinde und deshalb doch etwas irritiert (Tendenz steigend) und besorgt bin. Er schmunzelt gelassen (aber nicht herablassend) und meint, in einer Erschöpfungsphase, wie ich sie gerade habe, kann das schon mal passieren, er würde sich da keine zu großen Sorgen machen. Mittlerweile muss ich auch schon schmunzeln und beruhigt verlasse ich das Sprechzimmer.

Return to innocence oder die Leichtigkeit des Seins (ein Rückblick)

Früher, da war alles anders.

Wir schwammen in der Donau, ließen uns kilometerlang stromabwärts treiben ohne Angst unterzugehen. Gut, wir hatten am nächsten Tag blaue Flecken und eine Bindehautentzündung, aber das zählte nicht wirklich. Wir hatten eine Band, konnten zwar die Instrumente nicht wirklich spielen, aber wir waren hoch motiviert und saßen oft stunden- und tagelang im Proberaum und machten „Musik". Wir standen beim Metallica Konzert in der ersten Reihe, aber selbst dort konnten wir nichts sehen, weil die Menschenmassen über uns waren und wir hatten Glück, dass uns die Securities rauszogen. Wir fuhren per Interrail auf Urlaub und nachdem wir halb Europa, einen Hörsturz und drei Konzerte später wieder in Wien ohne auch nur einen Schilling ankamen, gab es erst einmal eine riesen Standpauke. Wir spielten ein Konzert für eine Kiste Bier, während wir auf der Bühne waren und uns ausgiebig vor unserem Heavy Metal Publikum fürchteten, wurde uns die Kiste Bier gestohlen. Wir diskutierten nächtelang darüber, was potentieller Freund X mit Aussage A gemeint haben könnte, während potentieller Freund X nicht einmal mehr wusste, was er überhaupt gesagt hatte. Wir spielten Cowboy und Indianer im Wald natürlich mit Lagerfeuer, oft mehrere Tage hintereinander in den Ferien, blöd nur, dass wir vergaßen, das Feuer zu löschen und am nächsten Morgen lautstark von sämtlichen Erwachsenen des Dorfes darüber informiert wurden. Wir wickelten das Auto unseres Lehrers mit Klopapier ein, das war am 1. April, er fand das nicht lustig, zur Strafe durften wir die Reinigung bezahlen.

Wir ließen uns piercen und schliefen wochenlang nur auf einer Seite, weil die andere, das andere Ohr, viel zu weh tat um darauf zu schlafen, aber hey, man hatte ein Piercing. Letztendlich mussten wir es dann doch rausgeben, weil es eiterte. Aber lernten wir dazu? NEIN. Wir machten die Nächte durch und wurden vom Vater unseres Stammlokalbesitzers um fünf Uhr morgens rausgeschmissen. Aber nur um noch an die Donau zu fahren, dort noch ein letztes Bier zu trinken und gemeinsam den Sonnenaufgang anzusehen, bevor wir dann endgültig ins Bett gingen. Wir rauchten Joints, unterschätzten diese, suchten danach stundenlang das geparkte Auto und fuhren dann halb krank vor Lachen mit der U-Bahn nach Hause. Wir fuhren in Thailand bei Linksverkehr mit einem ausgeliehenen Jeep und schauten beim Abbiegen immer in die falsche Richtung, aber wir überlebten. Wir versuchten, mit Tequila gefüllten Schnapsgläsern die Zahl zehn zu bilden, die Eins schafften wir, die Null nur halb. Wir setzten in Las Vegas so lange auf Schwarz und Rot, bis wir hundert Dollar gewannen, es dauerte drei Stunden, der Groupier schaute komisch, wir freuten uns wie die Schneekönige. Wir gingen nach der Eröffnung des Havanna Clubs, wo selbst wir nach einigen Cuba Libres perfekt Salsa und Samba tanzen konnten, nachts barfuß durch den ersten Wiener Bezirk, um vor dem Burgtheater einen Monolog zu sprechen, wir schafften es aber nur mehr bis zum Heldenplatz, wo wir dann Prinz Eugen mit unserer Darbietung erfreuten.

Wir wagten erste Annäherungen an die Spezies Mann, unvoreingenommen, mit unterschiedlichem Erfolg. Wir landeten nach einer durchzechten Nacht in der Küche meiner Eltern, wo wir für vier Personen acht Kilo Tiefkühlpaella kochten, mein Hund alle ableckte, die am Boden herumlagen und meine Eltern kopfschüttelnd aus der Küche flüchteten, weil sie dieses Schauspiel nicht länger ertrugen (die Paella bekamen dann die Schweine). Wir sahen uns mehrere Folgen von Twin Peaks hintereinander an und danach wagten wir uns nicht durch den dunklen Garten, ich ließ sogar das Licht beim Schlafen an. Wir aßen beim Ministrieren die Hostien auf, die waren ja lecker, aber der Pfarrer trank den Messwein weg, was auch nicht viel besser war. Und ich musste dann rüber zu uns ins Gasthaus gehen und einen grünen Veltliner holen. AMEN! Wir banden unseren Schlitten an den Traktor unseres Nachbarn an und so fuhr er mit uns kilometerlang am Feldweg, bis es uns abwarf, er bemerkte es nicht und fuhr ohne uns, aber mit dem Schlitten weiter, kilometerlang. Wir lagen im Garten im Gras und sangen lauthals „child in time“, bis meine Mama kam und fragte, ob auch alles ok war und wir uns auch nicht wehgetan hatten. Wir waren skifahren bei minus 20 Grad, fragten uns zwar, warum so wenige Menschen auf den Pisten waren, aber spätestens als unsere Ski am Sessellift festgefroren waren, war uns klar, warum. Wir lagen in der Sternschnuppennacht mit Schlafsäcken am Cobenzel mit Blick über Wien und verwechselten Sternschnuppen mit Satelliten und

Satelliten mit der Einflugschneise des Flughafens, aber es war schön. Wir flogen mit der EL AL nach Thailand, weil es viel billiger war und fürchteten uns vor den Stewards, die sicher alle eine Ausbildung in Krav Maga hatten und wir aßen sogar das ekelige Essen, das uns absolut nicht schmeckte auf, weil sie so böse schauten. Wir sahen uns die Uraufführung von Elfriede Jelineks „Sportstück" auf Stehplätzen an, Dauer elf Stunden, bogen aber währenddessen mehrmals zum „Landmann" auf ein Paar Frankfurter ab. Wir fuhren für ein Wochenende nach Jesolo und tranken dort so lange Caipirinhas, bis im ersten Lokal die Limetten und im zweiten Lokal der Cachaca aus waren. Wir wollten uns von unseren Nachbarn Zuckerl holen, weil diese aber nicht zu Hause waren, kletterten wir durchs Kellerfenster ins Haus, nahmen uns zwei Zuckerl und kletterten dann wieder raus. Wir spielten als Mitternachtseinlage mit unserer Band einen ganzen Ballsaal leer, sogar unsere Eltern schlossen sich dem flüchtenden Publikum an.

Früher..........

Croatia here we come

Ende August ist es dann so weit, zwei Wochen Kroatien. Eine Villa, neun Menschen und ein Hund. Bei der Autofahrt teile ich mir die Rückbank mit Kimmy (Wuff), bin sehr entspannt. Sie benützt meinen Oberschenkel als Kopfablage, aber das ist angesichts der langen Fahrt durchaus akzeptabel. Ich bin immer noch total kaputt, aber ich muss sagen, es ist ein echt netter Urlaub. Ein bisserl so wie Schikurs in der Schule, nur ohne Schule und ohne Schnee. Karli kocht den besten Milchreis ever und obwohl alle keinen Milchreis wollen, ist er immer binnen Minuten weg. Steffi verkündet Schlechtwetter, sobald drei Wölkchen am Himmel sind, denn wir haben eigentlich 14 Tage über 33 Grad. Außer, natürlich dem Ausflugs- und Besichtigungstag in Split, welcher ein bisserl sehr ins Wasser fällt. Wobei auch das irgendwie lustig ist, Albert zieht sich einfach die Badehose und die Flip Flops an und spaziert so durch Split. Karli geht barfuß, Kimmyhund findet das viele Wasser super. Wir Übrigen nehmen halt einfach Schirme und werden trotzdem nass. Egal, es ist Urlaub, es ist lustig. Drei Stunden später scheint wieder die Sonne, beim Pizza essen ist es dann so schön heiß und schwül wie die Tage zuvor. Man muss dazu noch erwähnen, wir haben es ja auch richtig weit zum Strand. Also von unserer Villa sagen wir mal so geschätzte 20 Meter, da kann man ganz schön ins Schwitzen kommen. Gegen die Mittagszeit, wenn es so richtig heiß ist, entwickelt sich immer ein gewisser Lagerkoller. Für den Strand ist es zu heiß und für alles andere eigentlich auch. Also liegen überall im Wohnzimmer und auf der Terrasse verstreut Menschen herum. Kimmy weidet ihren Schlumpf vom McDonalds aus (wir überlegen auch ernsthaft eine Notoperation), Karli löst Sudokus der Schweizer Sudokunationalmannschaft oder so ähnlich, wobei er dabei meist eindöst. Mein Bruder surft im Internet. Die übrigen stecken ihre Nasen in Bücher oder spielen Kartenspiele, überlegen angestrengt, von welcher Seite man am besten eine zwanzig Kilo Wassermelone schlachtet und warten auf Abkühlung. So vergehen die Tage. Mit Grillen, Chillen und Diskussionen über Sauberkeitsstandards, bis es an der Zeit ist, wieder aufzubrechen.

Fünfundzwanzigtausendeuro

Ihr kennt doch sicher alle Gewinnspiele bei denen man mitmacht, weil man von der Werbung so genervt ist. Nein? Mir ging es jedenfalls so mit meinem Lieblingsradiosender. Andauernd kam der Spot für „25.000.- an einem Tag ausgeben, der Tag deines Lebens….u.s.w.“. Also ab ins Internet und einfach klicken. Wenn man Glück hat, wird der Name on Air aufgerufen und man hat dann zwanzig Minuten Zeit sich im Studio zu melden. Gut, also ich klicke, drehe den PC ab und gehe in die Waschkammer. Wenige Minuten später ruft mich Vicky an. Du Bella, hast du zufällig bei so einem Gewinnspiel im Radio mitgemacht? Weil die haben da deinen Namen aufgerufen. Hä? Was ist denn jetzt los? Oh, mein Gott!!! Ja hab ich, danke und tschüss. Beim Sender anrufen. Dort live auf Sendung nur Blödsinn reden – auflegen – durchatmen. Realisieren. Ok – ich bin jetzt im Topf von nur mehr 120, die wirklich die Chance haben, mit dem Geld einkaufen zu gehen. Die Ziehung ist in zwei Wochen. Ich lache noch eine Stunde darüber und erzähle meinen Freundinnen davon, wir phantasieren ein bisschen herum und dann gerät die ganze Sache auch schon in meinen Hinterkopf!

15.12.2011 kurz nach sieben Uhr früh

Mein Handy läutet – ich habe zwar schon Radio gehört, weil ich ja weiß, dass die Ziehung heute Morgen sein wird, aber Moment, wenn jetzt mein Handy läutet, bedeutet das – ähm – uaaaaahhhhhhhh. Ich hab gewonnen. Die Moderatoren der Morgenshow küren mich zur Gewinnerin, während ich in meinem rosaroten Snoopypyjama im Bett liege und noch in einer meiner geliebten REM Phasen zu sein scheine. Erst als er sagt, morgen gehst du um 25.000 Euro shoppen und in Kürze steht unser Reporter vor der Tür und bringt dich zu uns ins Studio, bin ich hellwach. Ich stammle die Worte, ich muss aber noch Zähne putzen ins Telefon, was dann wiedermal im Radio übertragen wird, hüpfe so schnell wie möglich aus dem Pyjama und in annehmbarere Klamotten. Rufe noch schnell meine Eltern an, du Papa ich hab grad 25.000 Euro gewonnen, er na super (in einem Ton der mich annehmen lässt, dass er keine Ahnung hat, wovon ich spreche). Lege auf und rufe Andrea an, sie nein, ich ja, sie nein ich jaaaaa, das geht so eine Minute bis ich sage, dann dreh halt das Radio auf. Mir kommen die Tränen, Andrea sagt Thomas, ihr Mann steht mit glänzenden Augen vor ihr. Ich muss jetzt Schluss machen, wir hören uns! Bin jetzt halbwegs wach, ein Joghurt in der Hand und meine ersten Tagesmedikamente runtergeschluckt, Betablocker wirken aber noch nicht, Puls ist irgendwo bei 120, es läutet auch schon. Da ist er, streckt mir sein Mikrofon entgegen und meint, du zitterst ja. Ich sehe an meine Hand runter, tatsächlich und wie ich zittere! Fünf Minuten später, nachdem ich auch endlich meine Brille gefunden habe, sitze ich auch schon neben dem Reporter im Auto auf dem Weg ins Studio. Fühle mich irgendwie gut. Aber nur irgendwie.

Im Studio angekommen geht es eigentlich ziemlich relaxed weiter, ich werde von den Moderatoren und vom Chefredakteur begrüßt. Alle sind total locker drauf und freuen sich. Und ich sehe mal endlich die Gesichter zu den Stimmen, die mir den Stau ankündigen oder mich früh morgens zum Lachen bringen. Mein Handy klingelt, eine Freundin. Sag Bella, die Kathi hat mich gerade angerufen und erzählt du hast im Radio 25.000 Euro gewonnen (mit leicht vorwurfsvollem Unterton, warum sie das nicht von mir, sondern von einer anderen Person erfahren musste). Ähm ja hab ich. Des is ja ur geil!!! Ja stimmt, aber ich bin jetzt grad im Studio, weil die mich quasi aus meiner Wohnung entführt haben und sollt demnächst ein Interview geben, kann ich dich ein bisserl später zurückrufen? Und drei Minuten später sitze ich auch schon im Studio und erzähle, wie es mir so geht, wer ich bin und was ich kaufen werde, als hätte ich das schon immer gemacht. Es geht alles so schnell, aber es macht Spaß. Dann noch die Besprechung, wann es morgen früh wo und wie losgeht. Danach verlasse ich wieder den Sender, die Anzeige auf meinem Handydisplay droht zu platzen, Facebook Nachrichten, SMS und Anrufe.

Ich entschließe mich, zuerst mal frühstücken zu gehen und versuche wieder, mal das alles zu realisieren. 25.000 Euro, 2.500 Euro in zehn verschiedenen Geschäften ausgeben und dafür nicht länger Zeit haben als je eine halbe Stunde. Wow, das wird ein stressiger Tag und bestelle zur Beruhigung gleich noch einen Kakao. Mein Handy – es ist mein Bruder – (mit schläfriger sich noch im Winterschlaf befindlichen

Stimme) was hast du gewonnen? Ich versuche es ihm zu erklären, verweise ihn aber dann auf die Homepage des Radiosenders und gehe im Kopf mal die Geschäfte durch. Das überfordert mich aber alles momentan. Gott sei Dank habe ich mir ein Treffen mit Andrea abgemacht, muss nur noch warten, bis sie anruft, sie wird mich ja auch morgen den ganzen Tag beim Shoppen begleiten, also müssen wir jetzt noch sehr viel besprechen. In der Zwischenzeit rufe ich Doris an und frage sie mal, was sie denn so brauchen könnte für ihren Sohn und ihren Mann aus einem Sportgeschäft und erkläre ihr die ganze Geschichte, sie glaubt mir nicht. Ich sage, du, das ist mir egal, schalt das Radio ein und schreib mir einfach ein SMS mit den Sachen, die du brauchst. Die SMS kam eine halbe Stunde später und ich musste lachen.
Endlich das Treffen mit Andrea. Wir sitzen bei McDonalds und grinsen einander nur an. Ich zittere immer noch, Andrea in Vorfreude auf den morgigen Tag. Während sich Andrea freut, frage ich mich, wie ich diesen Tag überleben soll. Ich kann mich eigentlich noch gar nicht freuen, bin total gestresst, andauernd läutet mein Handy, meine Nerven liegen blank und ich wünschte, der Tag wäre vorbei. Aber dafür habe ich ja Andrea. Sie meint, lass uns doch mal was essen und dann einfach spazieren gehen. Dann rufen wir noch die Leute an, denen du was mitbringen magst, wegen deren Größen, gehen früh schlafen und dann geht es eh schon los. Das wird der Tag deines Lebens!

16.12.2011

Nach einer fast schlaflosen Nacht bin ich bereits um halb sechs Uhr putzmunter. Meine Mama macht um sechs den vereinbarten wake up call und ich rufe dann Andrea an, um sicher zu sein, dass sie schon wach ist. Um kurz nach sieben Uhr sind wir auch schon im Sender. Essen Beruhigungskekse. Dann geht es los. Das Interview, diesmal muss auch Andrea ran, aber wir machen das super. Es wird angestoßen (Andrea darf den ganzen Tag meinen und ihren Sekt und Champagner trinken) und dann auf in die Autos. Wir - das sind: Irene und Mario, die beiden Reporter, Bernhard, der Chefredakteur, zwei ziemlich schöne Mädels, die die Aufgabe haben den ganzen Tag nett zu grinsen und meine Einkaufstaschen zu halten, ein

Kameramann, ein Fotograf, Andrea und ich. Aufgeteilt auf zwei Autos plus Lieferwagen für meine Einkäufe.
Der Wahnsinn ist, normalerweise gehe ich für maximal 100 Euro einkaufen, und da überlege ich schon fünf bis zehnmal ob ich das Teil wirklich brauche. Aber 25.000 Euro, das ist so irreal, eine nicht vorzustellende Summe für mich.
Der erste Shop, ein Sportgeschäft, eine halbe Stunde Zeit um 2.500 Euro auszugeben, es geht los. Ich laufe wie ein aufgeschrecktes Huhn durch das Geschäft, Andrea mit dem Einkaufswagen hinter mir her. Ich arbeite die SMS Liste auf meinem Handy ab. Nach fünfzehn Minuten sind wir fertig. Es fehlen noch siebenhundert Euro. Was machen wir denn jetzt? Die Verkäuferin fragt, brauchst du Schuhe? Schuhe kann man immer brauchen also her mit den Schuhen. Dann nehme ich noch drei Schlitten für die Kids mit und ein Paar Ski. Jacken, Mützen und ich brülle Andrea an, jetzt such dir endlich was aus sonst werden wir die Kohle ja nie los!!!! Nach einer halben Stunde bin ich fertig. Total verschwitzt vom Anprobieren stehe ich bei der Hochrechnung an der Kassa – wow – sogar einen Euro zu viel ausgegeben. Bin stolz auf uns. Mir wird klar, der Tag wird verdammt anstrengend.
Shop zwei Schmuck – also ich und Schmuck, das ist so eine Sache, den teuersten Schmuck, den ich bislang besaß, war eine Swatch, wobei man eine Swatch, glaub ich, gar nicht als Schmuck bezeichnet. Jedenfalls nehme ich in dem Shop eine Swarovski Uhr für meine Mama und für den Rest des Geldes eine Uhr, die ich nie im Leben tragen werde, aber für den Fall des Falles mal verkaufen kann.
So geht es weiter, exquisite Leuchten, Designerbrillen, ein Bose Soundsystem (welches ich später meinem Bruder schenke, und er komischerweise seither immer recht freundlich zu mir ist). Badeaccessoires, Designerschuhe, ich kaufe dort den Sneakers Corner auf, denn die Jimmy Coo´s gibt es nicht für orthopädische Einlagen. Desingerklamotten, so komme ich zu einem kleinen Schwarzen von Hugo Boss und der Laden hat danach nichts mehr in Größe 42. Accessoires, wo ich Taschen für meine Mama und Freundinnen einpacke, für mich einen unverwüstlichen Samsonite (falls ich doch mal fliegen sollte). Andrea trinkt währenddessen abwechselnd Sekt, Champagner und Kaffee und redet mir gut zu. Ich werfe Migränetabletten ein und

nuckle an der Wasserflasche. Dazu kommt das permanente Posen für die Kamera und die Interviews für die Schaltungen ins Studio. Es ist so witzig, es ist wie ein Rausch. Ich MUSS Geld ausgeben, das ist wirklich pervers, aber cool.

Noch im Kaufrausch des letzten Stores kommen wir auf die Kärntner Straße, mittlerweile ist es schon dunkel, alles ist schön beleuchtet, plötzlich kommt ein Weihnachtsmann auf dem Segway auf mich zu, bläst in seine Fanfare und überreicht mir Gutscheine. Das ist der Moment, wo ich Tränen in den Augen und eine Ganzkörpergänsehaut habe. Das ist so gigantisch! Aber kaum kann ich mich darüber freuen, ist er schon wieder weg und wir auf dem Weg in den Beautysalon zur Gesichtsmassage. Auf dem Stuhl bin ich knapp vorm Einschlafen, aber dann kommt auch schon wieder Mario mit dem Mikro und aus ist es mit dem Entspannen. Wieder ein Gutschein. Weiter zum Umstyling, rein ins Taxi (Gott sei Dank wirken heut die Medikamente!!!!) schon sitze ich beim Stylisten und bekomme eine neue Frisur verpasst. Mittlerweile registriere ich schon bald gar nichts mehr. Aber es läuft und läuft, ich freue mich einfach nur noch. Wieder ins Taxi – zurück zum Sender, letztes Interview. Ich weiß zum ersten Mal gar nicht, was ich sagen soll, die vorigen Interviews gingen mir ganz leicht von der Zunge, immer mit einem Witz. Aber jetzt beginne ich zu realisieren, was da los ist.

Ich denke schon an mein Bett, da sagt der Moderator und jetzt gibt es noch eine Überraschung. Ihr übernachtet heute in einem Luxushotel in der Innenstadt. Andrea und ich sehen uns an. Wir grinsen, wir kennen es ja vom Vorbeigehen. Da hat Michael Jackson geschlafen, sagt Andrea. Also wieder ins Taxi und ab ins Hotel. Ein wenig sehr underdressed inmitten sehr nobler Gäste checken wir an der Rezeption ein und fragen dezent nach Zahnbürsten.

Am Zimmer angelangt knurrt uns der Magen und wir beschließen, noch schnell zum Würstelstand hinter der Oper zu gehen. Bevor wir dann unser Zimmer so richtig genießen wollen. Gesagt – getan. Wir schlingen die Käsekrainer runter, Andrea mit einem Bier, ich mit einem Cola Light dazu und fassen unser Glück immer noch nicht. Es ist bereits neun Uhr abends, wir sind so vollgepusht mit Adrenalin und jetzt auch noch mit einer Käsekrainer.

Retour im Hotel stellen wir fest, dass man öfter mal in der eigenen Stadt nächtigen sollte, da weiß man wenigstens gleich, wo man hin muss, um eine gute Wurst zu essen. Dann kommt die Stubendame mit den Zahnbürsten und fragt uns auf Englisch, ob wir schon oft in Wien waren und wie es uns hier gefällt. Wir antworten natürlich auch brav auf Englisch, dass wir aus Strebersdorf und aus Inzersdorf kommen und Wien richtig cool finden. Die Stubendame sieht uns etwas verwirrt an, schließt noch den Vorhang, wünscht uns eine angenehme Nacht und verlässt das Zimmer. Jetzt wäre es eigentlich an der Zeit, das Zimmer zu genießen, doch als unsere Körper auf dem Bett liegen, ist es vorbei. Ich rufe noch schnell meine Freundinnen, meine Eltern und meinen Bruder (der seine Bose Anlage in meiner Wohnung bewacht) zurück und dann Licht aus und versuchen zu schlafen.

Um ein Uhr morgens, als ich vom Klo zurückkomme, meint Andrea, also dieses Bett ist wahrscheinlich das bequemste Bett, in dem ich je geschlafen habe. Und die Kissen, glaubst du, ist das Daune? Setzt sich auf und beginnt die Kissen zu untersuchen. Fällt das auf, wenn ich die mitnehme? Die wären so gut für meine Schulter. Nachdem wir das geklärt haben, versuchen wir weiter zu schlafen, aber es geht nicht mehr. Wir sind zwar so erschöpft und zum Heulen müde, aber können nicht schlafen. Andrea bedankt sich bei mir für den genialen Tag. Ich sage, hey, bedank dich beim Radiosender, oder besser bei den Sponsoren, nein viel besser. Bedanken wir uns beim Universum. Also liegen wir so gegen zwei Uhr morgens nackig im Bett (wir haben ja nichts zum Schlafen mit) und bedanken uns beim Universum für diesen genialen Tag. Wir versuchen es wieder mit Schlafen. Es geht nicht. Ich gehe wieder mal aufs Klo. Als ich zurückkomme, liegen wir einfach im Dunkeln und reden, wie schon lange nicht mehr. Das ist so schön, wie früher in unseren Urlauben. Wir überlegen, um vier Uhr morgens auszuchecken, entscheiden uns dann aber doch dagegen und dösen noch ein wenig weiter, stammeln vor uns hin. Doch um sechs Uhr morgens ist es uns dann zu blöd und wir verlassen das wahrscheinlich teuerste Hotelzimmer, in dem wir bis dato geschlafen haben (oder hätten sollen).

Als ich meine Wohnung betrete, liegt mein Bruder auf der Couch, umringt von Einkaufstüten, Skiern, Schlitten, Schuhschachteln und seiner geliebten Bose Anlage und meint, was machst denn du schon da? Wow, so sehen also fünfundzwanzigtausend Euro aus. Wir frühstücken noch gemeinsam und dann nimmt er grinsend seine Anlage und weg ist er. Endlich Ruhe. Ich schalte das Radio ein und höre nochmal meinen Jubelschrei, muss natürlich lachen. Dann beantworte ich meine Facebook Nachrichten und bedanke mich für die vielen Glückwünsche. Was mich am meisten freut, sind die vielen Menschen, die sich mit mir gefreut haben. Auch die Verkäuferinnen in den Shops, die mir die passenden Sachen gebracht haben. Ich hab ja im Akkord Galliano, Boss und Armani mit den Worten passt nicht über den Vorhang gefetzt, doch sie haben dann doch noch das Richtige für mich gefunden.

Nun sitze ich also in meiner Wohnung umringt von meinen Einkaufstaschen, emotional total ergriffen von den letzten achtundvierzig Stunden, total erschöpft und beginne die Sachen zu sortieren. Meine Einkäufe bleiben fürs Erste einmal eingepackt stehen. Meine Freunde ersuche ich, ihre demnächst abholen zu kommen, da ich vorhabe, meine Wohnung wieder zum Wohnen zu benützen. Und was dann wirklich schön ist, ist die Freude meiner Freunde zu sehen. Doris meint, ich hab ja nur entweder oder geschrieben, nicht dass du alles mitnehmen sollst. Aber auch mal Christkind spielen ist super fein. So haben wir alle etwas davon und werden noch eine ganze Weile etwas davon haben. Danke!

Willkommen im Club

Beim Tag meines Lebens bekomme ich auch noch einen Gutschein über 1500 Euro, den ich gemeinsam mit Freunden in einem der besten und nobelsten Clubs der Stadt ausgeben darf. Am Tag X treffen wir (die üblichen Verdächtigen) plus Doris und Andrea uns bei Steffi und Michi in der Wohnung. Die Beiden haben schon mal ein wunderbares vier Gänge Menü vorbereitet, denn immerhin braucht man eine gescheite Unterlage, wenn man zu zwölft 1500 Euro an einem Abend versaufen möchte und ich mich auch noch auf Coke Light und Evian beschränke. Nach dem Essen sind wir mal alle so vollgefressen und müde, dass wir am liebsten schlafen gehen würden. Aber wir da wir heute noch Großes vorhaben, schmeißen sich die Jungs in ihre Hemden und Anzüge und die Mädels gehen ins Bad, um sich zu stylen. Ich muss sagen, wir sehen echt gut aus, so richtig fein.

Im Club angekommen nehmen wir in der Lounge Platz und die erste Runde Cocktails wird bestellt. Da wir ja jetzt ganz vornehm und gesittet sind, benehmen wir uns anständig und unterhalten uns mal über Gott und die Welt. Pauli erzählt vom Verlust seiner Brille im Neusiedlersee und anderen spannenden Episoden aus seinem Leben. Bis ein Typ im Pelzmantel reinkommt und uns anstarrt, wir bemühen uns ihn nicht anzustarren. Er geht, wir packen es nicht und Kathi, die Tierschützerin und Vegetarierin unter uns, nimmt einen extragroßen Schluck vom Strawberry Daiquiri. Wir plündern die Erdnuss- und Solettivorräte auf unseren Tischen, als plötzlich eine Dame oder so etwas Ähnliches in einem Leopardenbody vor uns steht und wir allesamt Angst haben, dass ihre Schamlippen rausflutschen könnten. Etwas irritiert nippen wir alle an unseren Getränken und bestellen sicherheitshalber noch eine Runde. Ich muss aufs Klo, aber da ist die Leopardenfrau drinnen und deshalb warte ich lieber noch.

Um zweiundzwanzig Uhr ist es dann soweit, die Diskothek öffnet ihre Pforten. Wir dürfen in den VIP Bereich und bestellen gleich mal eine Flasche Champagner. Doch irgendwie ist dort tote Hose. Die Menschen dort versuchen cool zu sein und sind schön, hauptsächlich. Einfach schöne Menschen. Sie machen Smalltalk, mit einem Glas in der Hand, berühren sich andauernd mit der Hand an der Schulter, wie um sich gegenseitig versichern zu wollen, hey ich bin echt. Wir stellen geschlossen fest, das ist nicht unsere Welt und ordern eine weitere Runde. Ich werde sowieso von jeder Frau angesehen, weil ich nicht geschminkt bin. Und sie wenden sich ungläubig ab. Ihre Hardcoverhandtaschen sind so klein, kaum dass ein Handy und ein O.B mini da reinpasst. Da würd ich ja nicht einmal meine Notfallmedikamente reinbekommen. Fakt ist, dort, wo alle hineinwollen, wollen wir nicht bleiben, wir fühlen uns dort nicht wohl.

Ich entdecke außerhalb des VIP Bereichs eine freie Couch und einige Sofasessel und schon gehören sie uns. Wir sind wieder dabei. Relaxed und mit mehr Bewegungsfreiheit erobern wir die Gegend um unsere Couch herum und während die anderen damit beschäftigt sind, cool zu sein, lassen wir es krachen. Als wir geschlossen die Tanzfläche betreten, werden wir angestarrt und als wir händeringed beginnen hemmungslos abzushaken, wagen sich immer mehr und mehr Besucher auf die Tanzfläche. Sogar die Go Go´s nehmen nun ihren Platz ein und schwingen ihre Hüften und sonstige künstliche Körperteile. Da es uns ja egal ist, ob wir jemandem gefallen oder nicht, ob uns jemand cool findet oder nicht, sind wir die Einzigen auf der Tanzfläche, die sich wirklich frei bewegen. Wenn man andere Tänzer beobachtet, so wirken sie alle irgendwie gekünstelt, nur nicht auffallen ist die Devise. Schön cool bleiben, nur nicht zu viel Bewegung, sonst zerstört man sich doch die Frisur. Nach einer Viertelstunde sind wir schweißgebadet und wanken zu unserem Sofa. Die nächste Runde ist fällig. Mittlerweile verzichten wir darauf, auf die Tanzfläche zu gehen und tanzen einfach zwischen den Tischen und liefern anscheinend so eine Show, dass manche sogar ihre Sessel zu uns umdrehen, um besser zu sehen, was bei uns abgeht. Ich frage mich nur, wozu alle anderen weggehen. Sitzen da, spielen mit ihren Handys, nippen an ihren Getränken, schauen in der Gegend rum, ziehen an ihren Zigaretten und das war‘s? Wir haben so viel Spaß mit einander, umarmen uns und tanzen, lachen. Bei jeder dritten Runde verlangen wir einen Zwischenstand und sind verwundert, wie viel man doch trinken muss, um auf so eine Summe zu kommen. Je später die Uhrzeit, desto ausgelassener wird unsere Stimmung und mittlerweile tanzen schon Mädels von den Nachbartischen mit, sehr zum Unmut ihrer

männlichen Begleiter. Einer wischt sich den Arm ab, nachdem ich bei ihm angekommen bin. WTF!?
Natürlich habe ich mich auf diese Nacht auch gründlich vorbereitet. Sprich, den ganzen Tag fast nichts gemacht außer gelesen und mich am Nachmittag zu einem drei Stunden Mittagsschlaf gezwungen, sonst wäre ich schon längst auf einem Sofa verendet. Gegen zwei Uhr und Andreas B 52 Krise, bei der wir alle hoffen, sie würde das Feuer ausblasen, bevor sie ihn trinkt, wollen Doris und ich eigentlich schon fahren. Doch als dann die Luftgitarren und sämtliche andere Luftinstrumente ausgepackt werden, müssen wir natürlich noch bleiben. Um drei Uhr morgens sind noch 350 Euro offen und Doris, Andrea und ich gehen. Nachdem ich Andrea abgeprüft habe, mit welcher U – Bahn sie nach Hause fahren und wo sie umsteigen muss, entlasse ich sie. Doris bringe ich zu ihrem Auto, da sie nach einem Cocktail brav auf Cola umgestiegen ist.
Als ich dann zu Hause im Bett liege und mir die zirka 350 Fotos ansehe, bin ich so glücklich. Es war so ein schöner Abend! Ich bin so aufgeputscht von Cola und die Bassvibes spüre ich noch am ganzen Körper. Aber das ist egal, auch wenn ich gar nicht schlafen kann. Der nächste Tag ist sowieso verloren. Ich werde Migräne haben und mir wird ziemlich schwindlig sein, aber das ist mir jetzt sowas von egal, für so einen Abend sofort wieder.
Ich bin um halb acht wach und fahre zu meinen Eltern, bald darauf kommt mein Bruder, der bei Steffi und Michi geschlafen hat, ziemlich blass im Gesicht und meint, Gute Nacht! Später erfahre ich, dass er bei jeder Bodenwelle und roten Ampel fast gekotzt hätte. Wenig später ruft Andrea an, du wir fahren grad über den Semmering und mir ist soooo schlecht. Doch es war so genial gestern, danke nochmal. Ich stimme zu und wünsche noch eine gute Fahrt. Sie haben es tatsächlich geschafft, sie haben mir keine Schande gemacht und die ganze Kohle versoffen, das sind eben wahre Freunde. Und Albert kann am Abend auch schon wieder Suppe essen. Jedoch kann über die genaue Uhrzeit und das Wie und Was des Clubverlassens keine genauen Angaben gemacht werden. Komisch.

14 Erwachsene, 3 Kinder und 1 Haus am Berg....

...heißt das Motto von Silvester. Dieses Jahr bekomme ich vom Christkind, weil ich ja keine Mandeln mehr habe, eine Kehlkopfentzündung. Nachdem Dr. Pötschner das OK gibt und mich mit meiner Kehlkopfentzündung nach Tirol entlässt, verbringen die üblichen Verdächtigen (Kroatien) und noch einige weitere Freunde gemeinsam eine Woche in Tirol. Es ist eine sehr entspannte Woche. Ich habe ohnehin die ganze Zeit so stark Kopfweh, dass ich fast nur im Bett liege, weil ich die Höhe nicht vertrage. So lese ich, spiele mit den anderen Karten, koche, unterhalte die Kids. Karli hat diesmal kein Sudoku dabei, sondern ein Kreuzworträtsel und in der Gemeinschaftsküche stehen Unmengen von Keksen, die von Weihnachten übrig geblieben sind. Die Skifahrer kommen am späten Nachmittag müde heim und nach kurzem Ausruhen geht es weiter mit Brettspielen, Zusammensitzen, Quatschen, Kochen. Ich bin meist die erste, die schlafen geht, also nach den Kindern, aber es ist trotzdem sehr schön. Doch zu Silvester schaffe ich es bis zwei Uhr morgens wach zu bleiben, ich weiß auch nicht, wie ich das schaffe, aber es geht. Wir machen ein Feuerwerk, Fabian und ich versuchen einen Walzer zu tanzen, umarmen uns und ich denke so bei mir, wow, jetzt kennen wir einander schon so lange. Wir sind richtig erwachsen geworden.

30.01.2012

Zehn Jahre ist es nun her, mein Leben hat sich grundlegend verändert. Durch das Kranksein habe ich die Chance bekommen, mein Leben zu verändern. Alles in mir fühlt sich zwar genau gegenteilig an, nämlich so als ob mein Leben komplett aus den Fugen geraten wäre, glaubt mir, doch es war nicht alles nur negativ. Ich habe Dinge getan, die ich nicht für möglich gehalten habe. Mein Selbstvertrauen ist gewachsen und ich hatte Zeit, meinen Körper, Geist und Seele genau zu studieren und kennenzulernen (im Prinzip ist mir auch nicht viel anderes übrig geblieben). Ich hatte so viel Zeit, wie sie nur wenige Menschen haben, um mich mit mir, meiner Krankheit und meiner Umgebung auseinander zu setzen.

Ich hatte die Chance, mich von einigen Menschen aus meinem Umkreis zu verabschieden, die mir ohnehin meine nur wenig vorhandene Energie geraubt haben. Die mich als jemanden sahen, der nur gibt und nichts dafür will (bin ich die Heilsarmee?). Klaus (der beste Therapeut der Welt) hat mal gemeint, sie sollen doch dafür zahlen, wenn sie dich als Therapeuten missbrauchen. Ich schrecke nicht mehr davor zurück, Menschen, die mir nicht gut tun, nicht mehr zu treffen, nur weil sie immer schon in meinem Leben waren, aus Angst, dass ich dann allein dasitze. Es werden neue Menschen kommen, wenn Platz für sie da ist und wenn die Zeit für sie gekommen ist. Und vielleicht wird es dazwischen ein wenig ruhig sein in meinem Leben. Na und! Es gibt Bücher – TV – Internet – Musik – die Natur – Meditation. Da verbringe ich meine Zeit lieber mit Menschen, die mich so nehmen, wie ich bin, bei denen ich mich ausheulen, mich gehen lassen kann, die mir manchmal auch einen sanften Tritt in den Allerwertesten geben und mich danach wieder auffangen.

Es gab Phasen, wo es mir extrem schlecht ging, und ich war stolz, wollte alles irgendwie selbst schaffen. Klar hatte ich die Kraft und ich schaffte alles – denn es geht alles immer irgendwie, doch das kostete mich doppelt, dreifach so viel Energie, die ich zu diesem Zeitpunkt für andere Dinge benötigt hätte. Doch irgendwann sah ich ein, wie gut es für mich ist, auch Hilfe von außen anzunehmen. Ich sprach mit dem Universum und schickte ihm Wünsche, bis mir keine mehr einfielen. Ich kaufte mir Wellnessprodukte und legte mich stundenlang in die Badewanne. Ich las Eragon und ließ mich von ihm und seinem Drachen in seine Welt abtransportieren und war für meine Welt erst nach siebenhundert Seiten wieder erreichbar. Mich begleiteten die letzten Jahre hunderte Bücher, die sich nun, wie ihr euch vorstellen könnt, in meiner Wohnung stapeln, aber ich schaffe es nur ganz selten, mich von einem zu trennen, denn es waren treue Wegbegleiter. Bücher sind da, man kann sie überall hin mitnehmen und es ist ihnen egal, wer sie liest. Ich konnte oftmals wegen der schnellen Bildfolgen und der komprimierten Informationen nicht fernsehen. Außerdem wollte ich mich nicht zusätzlich damit belasten, dass Mr. Bush mal wieder Krieg spielt, (und seien wir doch ehrlich, Krieg ist nun mal Scheiße). Ein Tsunami Hunderttausende Menschen tötet, ein Wahnsinniger Menschen Jahrzehntelang in einem Verlies einsperrt und dass der Papst gestorben ist, wobei Letzteres mich nicht so wirklich aus der Fassung brachte.

Ich verwöhnte meine Nerven mit meiner Lieblingsspeise, Schokolade oder einem Eisbecher. Alles was gut tut, war erlaubt. Wenn es mir half, ließ ich mich einen Tag oder auch länger so richtig gehen. Blieb im Bett und ließ mich hängen, und putzte mir nicht die Zähne und duschte nicht. Spätestens nach zwei, drei Tagen war es dann soweit, ich sehnte mich danach, wieder sauber zu sein, gut zu riechen und fühlte mich danach wie neu geboren. Wenn mir nach heulen war, dann heulte ich, wenn mir nach schreien war – SCHRIEH ich! Auch an Medikamente, die mich in solchen Phasen unterstützten, musste ich mich erst gewöhnen. Aber als ich erst einmal einen Arzt gefunden hatte, mit dem ich über meine Situation sprechen konnte und ich dann bereit war verantwortungsvoll mit den Medikamenten umzugehen, war es für mich in Ordnung. Und als es tatsächlich mal soweit war, dass ich über die Top fünf Gründe nachdachte, wieso ich mich am besten umbringen sollte, machte ich gleich eine Liste mit den Top fünf Gründen, wieso ich es besser nicht tun sollte.

Während ich so diese Zeilen schreibe, lese ich zwischendurch immer in meinen alten Tagebüchern, welche ich schon sehr lange führe. So mancher Flashback ist da dabei, Dinge an die ich mich nicht mehr erinnern kann, oder die mir gar nicht mehr so schlimm erscheinen, weil es das Gehirn anscheinend schafft, die wahre Intensität

eines Unfalls, eines Schmerzes etc. zu dämpfen. Ok, wir wissen noch wie es war, aber es kommt uns immer nur noch halb so schlimm vor.
Oft musste ich mir anhören, du machst doch nichts anderes als Doctor Shopping. Zu diesem Thema (mit bestem Gruß an all diejenigen, die nicht an mich glaubten, Tanten, die alles besser wissen, Ungläubige jeglicher Art, menopausale Weiber und Bekannte, die hinter meinem Rücken sagten, ich habe nicht alle Tassen im Schrank) kann ich nur eins sagen. Ich war mir sicher, dass mit mir etwas nicht stimmt, und was blieb mir dann anderes übrig, als zu verschiedenen Ärzten zu gehen, mir ihre Meinungen und Diagnosen anzuhören. Auch wenn es oft hart war und ich den Freifahrtschein für die Psychiatrie schon fast in Händen hatte. Letzten Endes half mir nur, irgendwie an mich zu glauben, denn ich kannte meinen Körper am besten. Wenn ich bei einem Arzt ein schlechtes Gefühl hatte, wer zwingt mich dazu nochmal dort hinzugehen und mir seinen Monolog anzuhören? Niemand! Ich stand auch mal während eines Gespräches mit einem so genannten Super Dozent Prof. Dr. Dr. Sowieso einfach auf und ging. Knallte ihm sein völlig absurdes Honorar auf den Tisch und verabschiedete mich. Allein der Blick war Goldes wert. Na, wer bin ich denn, dass ich mir Abhandlungen über sein Leben und seine Theorien anhöre, die mich nicht den kleinsten Schritt weiterbringen – eher einen zurück.
Es gibt den richtigen Arzt für jeden. Den richtigen Psychotherapeuten, den richtigen Physiotherapeuten, den richtigen Homöopathen, man muss ihn nur finden, erkennen, zulassen, sich dann mit ihm gemeinsam auf den Weg zur Gesundheit und Stabilität machen. Es kann auch sein, dass mitten auf dem Weg beide feststellen, hier kommen wir nicht weiter, dann geht es eben wieder allein auf die Suche. Viele Adressen meiner Ärzte und neue Therapiemöglichkeiten habe ich von Patienten bekommen, die ich in den zahllosen Wartestunden in Krankenhäusern oder in Arztpraxen kennengelernt habe.
Mittlerweile würde ich ja **chronisch kranke Menschen** so definieren: Sie müssen schmunzeln, wenn so manch ungeübter Kranke über eine Grippe klagt, die ihn für einige Tage außer Gefecht setzt. Sie kennen die meisten Fachzeitschriften in den Ärzteordinationen in- und auswendig. Sie haben stets etwas zu lesen mit, wenn sie in

der Ambulanz eines großen Krankenhauses warten und sind so zäh, dass so mancher Chefarzt sich an ihnen die Zähne ausbeißt. Sie sind eher unbequeme Patienten, weil sie nicht alles was ihnen die Götter in Weiß sagen, gleich glauben, sondern sie hinterfragen erst einmal. Sie kennen ihren Körper und befassen sich damit. Sie kennen ihre Medikamente, deren Wirkung und die Nebenwirkungen (in manchen Fällen könnten sie vielleicht auch als Apothekengehilfen arbeiten).

Was soll ich sagen, ich habe mich verändert und auch irgendwie nicht. Ich habe gelernt, geduldig mit mir zu sein, doch weil ich alle Geduld für mich und meinen Körper brauche, kommt das temporäre Tourettesyndrom ab und zu wieder ans Tageslicht, an der Supermarktkasse (warum ist immer bei meiner Kasse die Rolle leer?) oder im Stau auf der Autobahn, ach was kann ich fluchen! Doch ich bin gewachsen, ich bin erwachsen geworden, ich stehe zu mir und bin souveräner im Umgang mit meiner Krankheit geworden. Ich rechne nicht mehr damit, völlig gesund zu werden, aber ich hoffe irgendwie darauf, dass ich vielleicht ein bisschen stabiler werde. Mittlerweile sind mein Körper und ich ein gutes Team, auch wenn er sein Eigenleben hat und tut, was er will. Wir haben einen neuen Rhythmus im Leben mit der Krankheit gefunden, es ist ein sehr geregeltes Leben mit geregelten Essenszeiten und einem geregelten Schlafrhythmus. In diesem Leben habe ich anscheinend nicht mehr den geeigneten Körper, um zu sportlichen Höchstleistungen aufzulaufen, ich kann es nicht ändern, dann mache ich eben, was ich kann und verschiebe die olympischen Erfolge auf das nächste Leben. Und wenn es so weitergeht mit meinen Erfahrungen und Erlebnissen, dann reinkarniere ich irgendwann sowieso nur noch zum Spaß und werde einmal ein Regenwurm oder ein Komodovaran. Die letzten Jahre waren kein Honiglecken, aber es hätte weitaus schlimmer kommen können, denn immerhin habe ich meine Familie (auch wenn sie manchmal rumspinnen und meine Mama drei Tage mit mir nichts spricht, weil ich mich tätowieren lassen habe) und ich habe meine Freunde (auch wenn wir manchmal verschiedener Meinung sind). Sie sind da, sie stehen hinter mir. Dann habe ich noch meine fünf Säulen, meine Ärzte und Therapeuten Dr. Pötschner, Dr. Ocenasek, Prof. Wöber, Richard und Klaus. So ausgerüstet sehe ich in die Zukunft, zwar nicht sehr weit, weil ich aufgrund meiner Lebensumstände einfach nicht planen kann. Ich weiß nicht, was morgen sein wird, aber eines habe ich gelernt: Es geht immer irgendwie. Ich versuche, die Wahrscheinlichkeit zu vergessen und einfach zu leben. Was auch immer passiert, es passiert.

Epilog

Nachdem ich nun die Biografie von Marilyn Manson gelesen habe, bin ich der Überzeugung, dass meine Psyche & mein Körper vielleicht doch noch zu retten sind. Jedenfalls arbeite ich munter daran weiter. Ich wollte ja ein abgefahrenes Leben, na bitte, jetzt habe ich es. Und wenn gar nichts mehr hilft, dann atme ich einfach immer weiter, einfach immer weiter atmen…

...und wenn mir trotzdem fad wird, dann poste ich was auf Facebook

Isabella Draxler ist.01. Mai um 16:15 via BlackBerry

John Mahlzeit.

Isabella Draxler Nein nicht essen. - Ist, von sein!

John eh... ;-)

Richard Man ist, was man isst...

Isabella Draxler Hä? Hast schon wieder zu viel Kaffee getrunken?

Isabella Draxler Oh, dann bin ich eine Pizza?

Richard Seit wann sind wir per du?

John also doch "isst"...

Isabella Draxler Nicht Sie der Herr John! I werd glei wuki!

Richard Das ist eine soziologische Aussage, Frau Draxler! Keine magische....

Isabella Draxler Heul! Macht´s mi net fertig!

John Seit wann sind wir per Sie?

Richard Heulende Pizzen? Jetzt wird's interessant...

Isabella Draxler Wisst‘s was! Ich mach mir meine Pizza warm!

Richard Mahlzeit!

John Eben.

Richard Na typisch Isabella. Das hätten wir nach 2 Sätzen erledigt gehabt!

Isabella Draxler Also der Dreier war mir jetzt echt zu flott ,-)

John In deinem Alter?

Richard Flottheit hat mir schon lange niemand mehr vorgeworfen..

Isabella Draxler @john Auch bei einem Dreier muss man es langsam angehen, hab ich gehört!

Isabella Draxler @herr z. Na bitte! Und das am Sonntag Nachmittag!!!

Richard Eh schön! Pass auf, dass die Pizza nicht verkohlt...

Isabella Draxler Bin schon am Essen und bald werd ich knofln

Marietta...na dann, viel glück...

Marietta ....beim knofln....

Isabella Draxler Ja bussln tua i eh net.....

Marietta ....net....?

Isabella Draxler Woher nemma?

Marietta ....waß i net....bin ja net für alles zuständig....ggg

Isabella Draxler Stimmt! Der herr karl wuerd sich sicher freiwillig melden!

Marietta ....da herr karl....

Isabella Draxler ,-) nie im leben und wenns der letzte mann auf der welt waer!!!

to be continued.........

Bella sagt DANKE!

Wer hätte das gedacht, jetzt ist es soweit, meine Geschichte ist ein Buch. Und ich möchte natürlich danke sagen!

Zuallererst bei meiner Familie für ihre Unterstützung, im Besonderen meiner Mama, welcher ich sicher einige graue Haare beschert habe.

Andrea, Doris, Frohnie, Lilli! Danke, Mädels, ohne euch wäre gar nichts gegangen – da sag ich doch gleich PATAGONIA!!!!

Alexandra und Dominique – schön, dass ihr in mein Leben gefunden habt, ich hoffe ihr bleibt noch sehr lange, so 250 Jahre?

Meinen Säulen, die ich nicht missen möchte und bei denen ich mich aufs Herzlichste bedanke: Dr. Helmuth Ocenasek, Prof. Christian Wöber, Dr. Silvio Pötschner, Richard Mendel, Klaus.

Meine Helping Hands: Manuela Kern, durch dich habe ich gelernt, dass mehr als eine Zeit in einem Satz den Leser dann doch etwas überfordern würde und Beistriche nicht zu unterschätzen sind. Thomas Wollinger, danke für den persönlichen Crashkurs in Sachen Schreibwerkstatt und das Ermutigen dieses Buch weiter und weiter zu schreiben. Robert Sonnleitner, danke für die Tipps und Hilfestellungen im Verlagswesen.

Danke an Wild Urb, die Gassi Gang und natürlich an YUKI, die mein Leben seit eineinhalb Jahren nicht nur bereichert, sondern total auf den Kopf gestellt hat.

Mein besonderer Dank gilt jedoch meinen Klienten, die mich in ihr Leben gelassen haben, ganz nah, mir ihr Leben gezeigt haben und dadurch mein Leben enorm bereichert haben. Von Euch habe ich das Leben gelernt!

Kolibri 360 GmbH
Ferdinand-Jühlke-Straße 7
99095 Erfurt, Deutschland
produktsicherheit@kolibri360.de

Druck:
CPI Druckdienstleistungen GmbH
im Auftrag der
Kolibri 360 GmbH
Ferdinand-Jühlke-Str. 7
99095 Erfurt